コロナワクチン、被害症例集

これでもあなたはまだ打ちますか？

中村篤史
ナカムラクリニック院長

ヒカルランド

◉45歳医師、39歳看護師、42歳外科技術士が死亡（イタリア）

◉ AZ社製ワクチン接種後、胸部、腕に出現した皮下出血（のちに死亡）

◉ネバダ州在住18歳女性、４月１日にＪ＆Ｊ社製ワクチン接種→１週間後、血栓を発症→意識不明→脳手術３回

◉グラスゴー在住 Sarah Beuckmann さん（34歳）、AZ 社製ワクチンを接種→1週間後、下肢中心に水疱が出現→現在、車椅子生活

◉ペンシルベニアの女性、ファイザーワクチン初回接種後に麻痺

◉ナッシュビルの女性、ファイザーワクチン接種後に麻痺

◉15歳男児、コロラド在住。2021年４月18日接種（ファイザー製）。翌19日心不全を発症。20日死亡。アレルギーの既往なし。

◉16歳女児（Kamrynn Thomas さん）ウィスコンシン在住。2021年３月19日接種（ファイザー製）。３月28日に副反応として循環器不全（肺塞栓に起因すると思われる）を発症。ECMO を使用するも、３月30日死亡。アレルギーの既往なし。

カバーデザイン　重原隆
校正　麦秋アートセンター
本文仮名書体　蒼穹仮名（キャップス）

目次

Chapter 1

コロナワクチン被害症例集［妊婦と胎児］

2021/02/07

２０２１年1月28日（1－1）
サラ・ポンスさん「妊娠14週ですが2回目のコロナワクチン接種が完了！自分自身を、私の赤ちゃんを、家族を、患者を、社会を守るため、ワクチンを打ちました！
皆さんも接種が可能になれば、ぜひ私に続いて打つことをお勧めします！」
「医師として、毎日のように診察する癌《がん》患者を守る責任を感じています。特に、抗癌剤治療によって免疫力が低下している患者を診るときにはその思いを強くします。

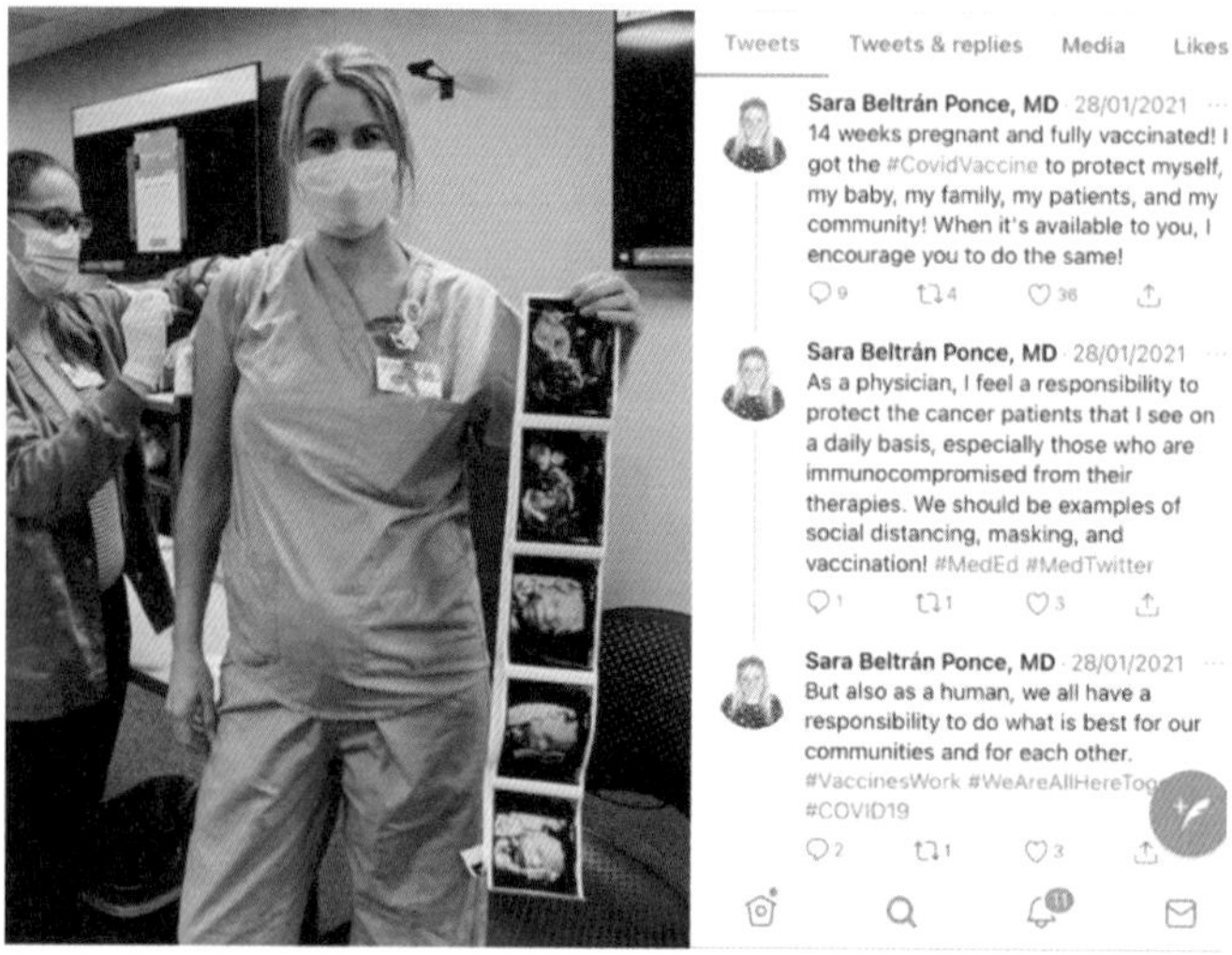
Tweets
Tweets & replies
Media
Likes
Sara Beltrán Ponce, MD · 28/01/2021
14 weeks pregnant and fully vaccinated! I got the #CovidVaccine to protect myself, my baby, my family, my patients, and my community! When it's available to you, I encourage you to do the same!
Sara Beltrán Ponce, MD · 28/01/2021
As a physician, I feel a responsibility to protect the cancer patients that I see on a daily basis, especially those who are immunocompromised from their therapies. We should be examples of social distancing, masking, and vaccination! #MedEd #MedTwitter
Sara Beltrán Ponce, MD · 28/01/2021
But also as a human, we all have a responsibility to do what is best for our communities and for each other.
#VaccinesWork #WeAreAllHereTog
#COVID19

（1―1）

〝距離をとり、マスクをし、ワクチンを打つ〟。私たちはその模範であるべきだと思います」
「また同時に、人間として、私たちは社会のために、お互いのために、自分にできる最善を尽くす責任があると思います」

2021年2月4日（1―2）
サラ・ポンスさん「妊娠経過について、これまでツイッター上でオープンに語ってきました。そんな私ですが、今日は、つらい気持ちで、ツイッター上の皆

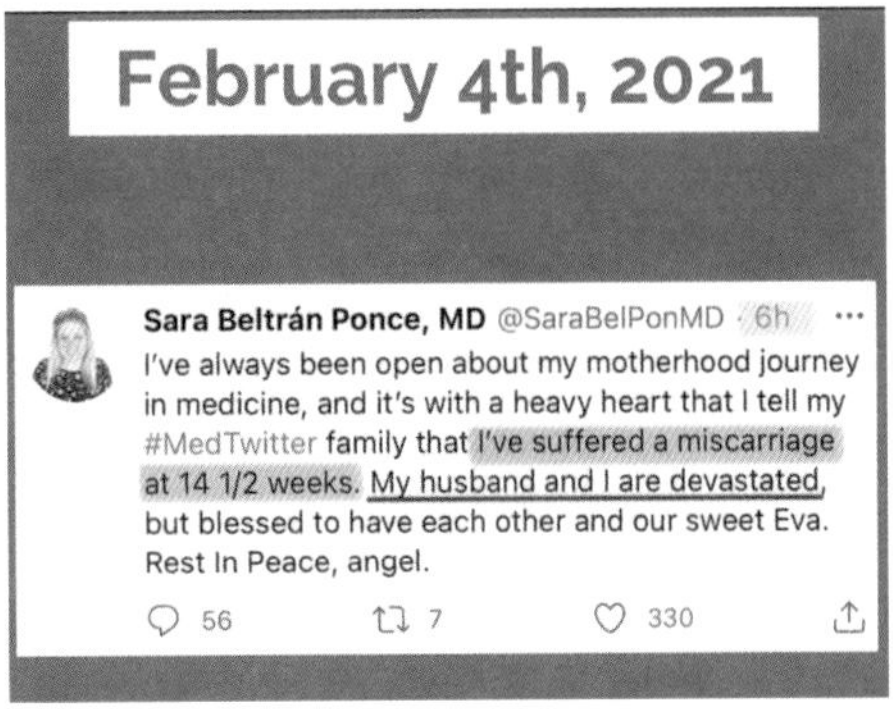
February 4th, 2021
Sara Beltrán Ponce, MD @SaraBelPonMD · 6h
I've always been open about my motherhood journey in medicine, and it's with a heavy heart that I tell my #MedTwitter family that I've suffered a miscarriage at 14 1/2 weeks. My husband and I are devastated, but blessed to have each other and our sweet Eva. Rest In Peace, angel.
56
7
330

（1−2）

さんにお知らせすることがあります。おなかの中の赤ちゃんが14・5週で流れてしまいました。私も夫も打ちのめされています。生まれることがなかったエヴァのために祈ります。どうか安らかに」

だから「妊婦は打つな」とあれほど……

なぜ妊婦がコロナワクチンを打ってはダメなのか、については以前にも触れた（というか、妊婦に限らず、打ってメリットのある人なんていないんだけど）。

ファイザー社の元副社長Michael Yeadon氏はその理由についてこう語っている。（1−3）

「コロナワクチンはSARS-Covウイルスの表面タンパク（スパイクプロテ

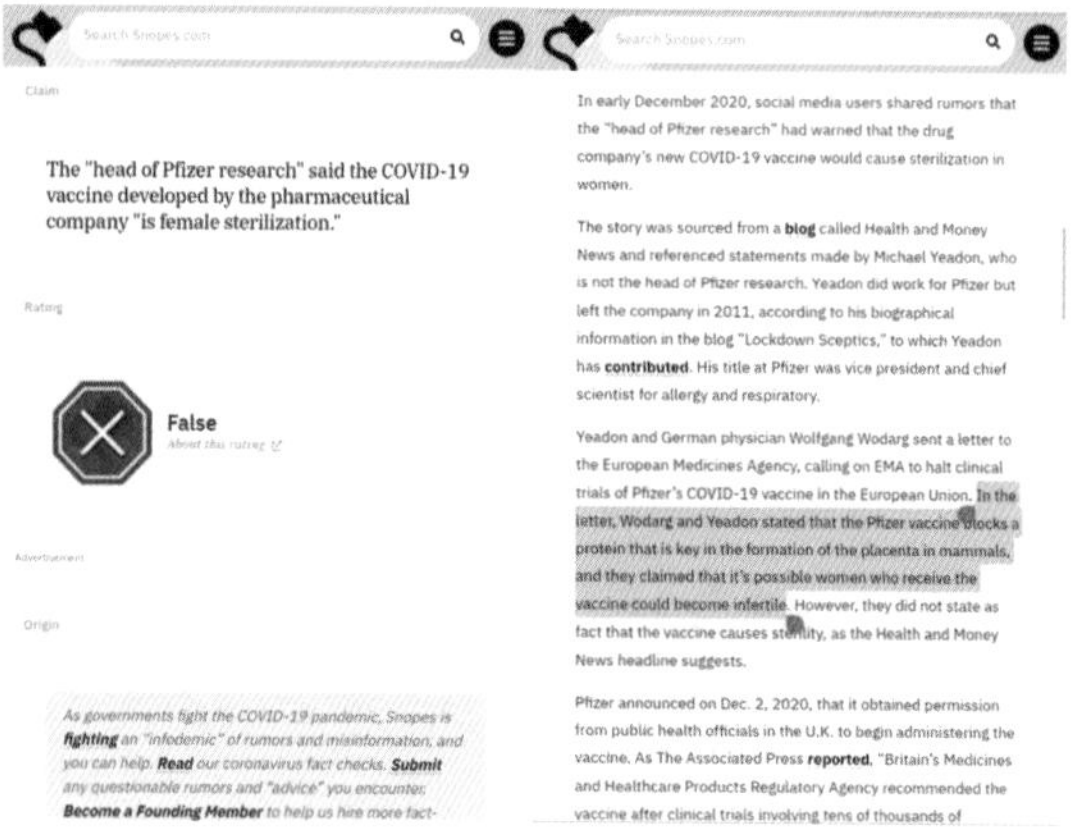

（1－3）

イン）に対する抗体を作ることを意図しているわけですが、この抗体が実際に抗シンシチン1抗体として作用するかどうかは不明です。しかし、仮にこれが実際に作用したとすると、この抗体は胎盤の形成をも阻害することになります。これはつまり、ワクチンを接種した女性は事実上、不妊になるということです」

赤ちゃんが流れるどころの話ではなく、そもそも妊娠できる体ではなくなる、ということです。人口を減らしたい当局としては、高齢者が死に、若年女性が不妊になり、で、こんな好都合なワクチンってないんだよね。

しかし、Yeadon博士、やっぱり消されたね。

ツイッターのアカウントが凍結された。（1－4）

そこらへんの三流研究者ではない。ファイザー社の元副社長である。ワクチン開発の裏の裏まで知り尽くしている。当局としては「こんな危険な男に言論の自由を与えてはいけない」ということだろう。

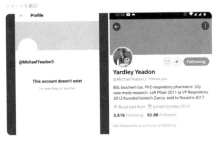

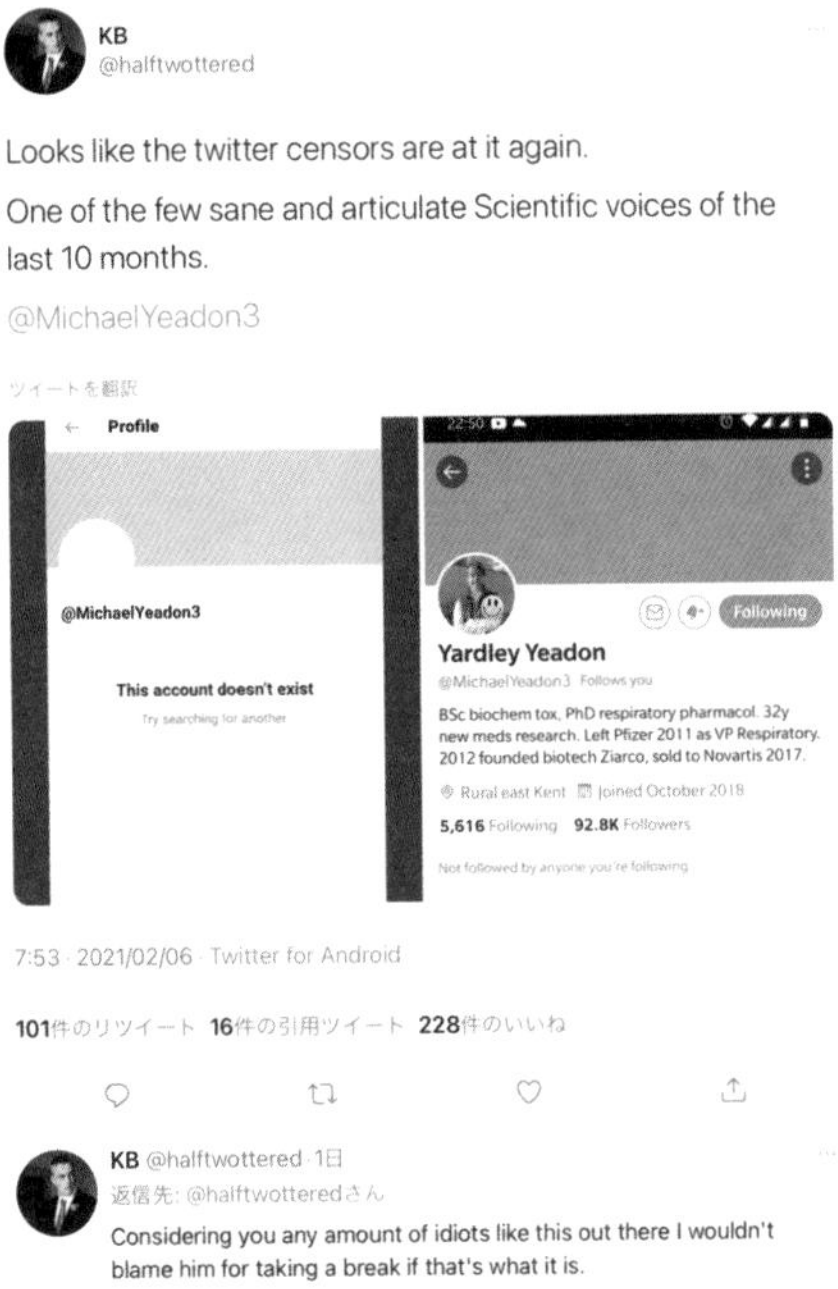

KB
@halftwottered
Looks like the twitter censors are at it again.
One of the few sane and articulate Scientific voices of the last 10 months.
@MichaelYeadon3
ツイートを翻訳
Profile
@MichaelYeadon3
This account doesn't exist
Following
Yardley Yeadon
@MichaelYeadon3 Follows you
BSc biochem tox, PhD respiratory pharmacol. 32y new meds research. Left Pfizer 2011 as VP Respiratory. 2012 founded biotech Ziarco, sold to Novartis 2017.
Rural east Kent Joined October 2018
5,616 Following 92.8K Followers
7:53 · 2021/02/06 · Twitter for Android
101件のリツイート 16件の引用ツイート 228件のいいね
KB @halftwottered · 1日
返信先: @halftwotteredさん
Considering you any amount of idiots like this out there I wouldn't blame him for taking a break if that's what it is.

（1－4）

接種者が死にまくっている一方、当局はワクチン接種のプロモーションに余念がない。（1―5）

ファウチ「すでにアメリカでは1万人の妊婦がコロナワクチンを接種している。妊婦が打っても問題ない」

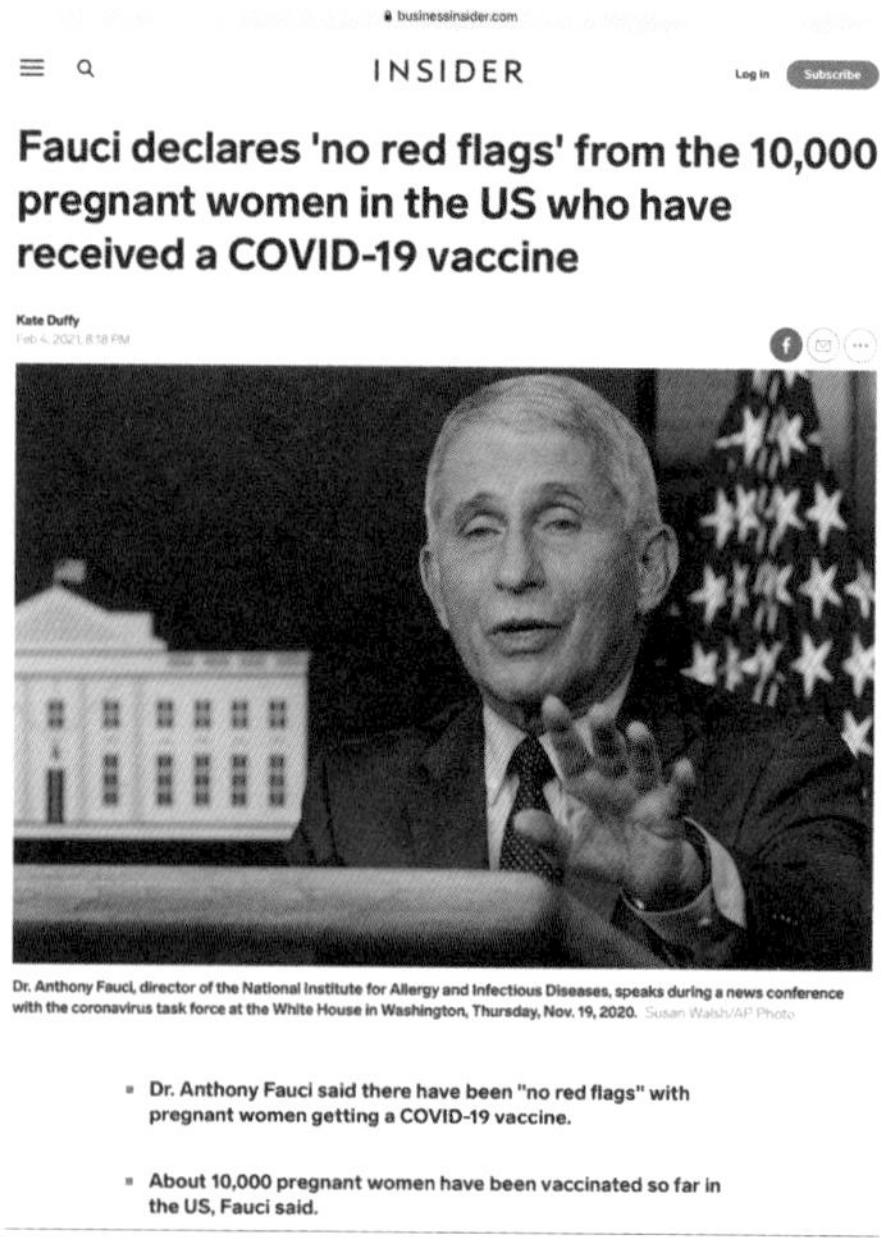
businessinsider.com

INSIDER

Log in　Subscribe

Fauci declares 'no red flags' from the 10,000 pregnant women in the US who have received a COVID-19 vaccine

Kate Duffy
Feb 4, 2021, 8:18 PM

Dr. Anthony Fauci, director of the National Institute for Allergy and Infectious Diseases, speaks during a news conference with the coronavirus task force at the White House in Washington, Thursday, Nov. 19, 2020. Susan Walsh/AP Photo

- Dr. Anthony Fauci said there have been "no red flags" with pregnant women getting a COVID-19 vaccine.
- About 10,000 pregnant women have been vaccinated so far in the US, Fauci said.

（1―5）

受刑者に対しては、コロナワクチンを打てば減刑、というオマケまで付け始めた。（1―6）

もう必死やの。

しかしいくら宣伝しようと、多くの人が死

んでいる事実は消せない。
今週の発表。死者数501人。（1−7）
「報告されるのは1％程度」の法則があるから、実数はざっくり、5万人ぐらいかな。

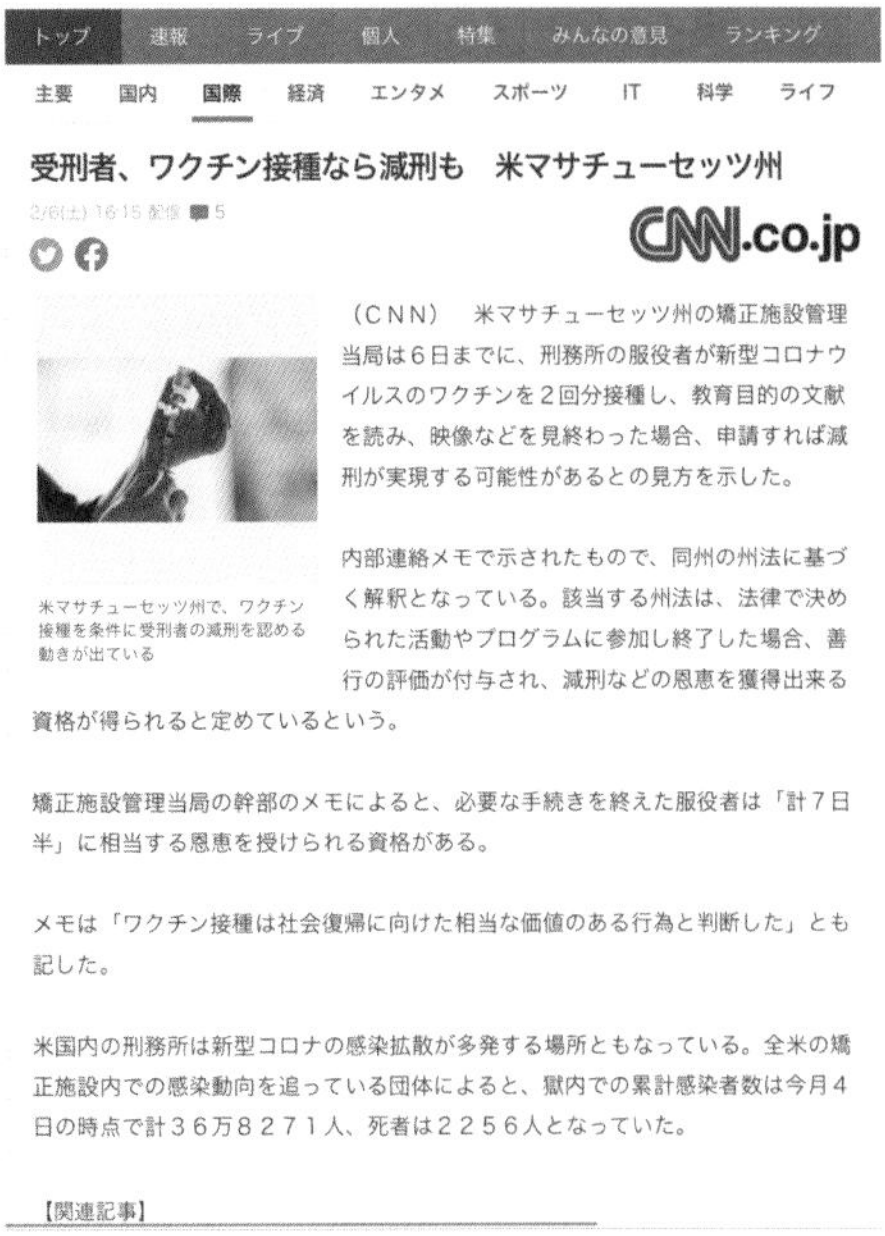

トップ　速報　ライブ　個人　特集　みんなの意見　ランキング

主要　国内　国際　経済　エンタメ　スポーツ　IT　科学　ライフ

受刑者、ワクチン接種なら減刑も　米マサチューセッツ州

2/6(土) 16:15 配信　5

CNN.co.jp

米マサチューセッツ州で、ワクチン接種を条件に受刑者の減刑を認める動きが出ている

（CNN）　米マサチューセッツ州の矯正施設管理当局は６日までに、刑務所の服役者が新型コロナウイルスのワクチンを２回分接種し、教育目的の文献を読み、映像などを見終わった場合、申請すれば減刑が実現する可能性があるとの見方を示した。

内部連絡メモで示されたもので、同州の州法に基づく解釈となっている。該当する州法は、法律で決められた活動やプログラムに参加し終了した場合、善行の評価が付与され、減刑などの恩恵を獲得出来る資格が得られると定めているという。

矯正施設管理当局の幹部のメモによると、必要な手続きを終えた服役者は「計７日半」に相当する恩恵を授けられる資格がある。

メモは「ワクチン接種は社会復帰に向けた相当な価値のある行為と判断した」とも記した。

米国内の刑務所は新型コロナの感染拡散が多発する場所ともなっている。全米の矯正施設内での感染動向を追っている団体によると、獄内での累計感染者数は今月４日の時点で計３６万８２７１人、死者は２２５６人となっていた。

【関連記事】

（1−6）

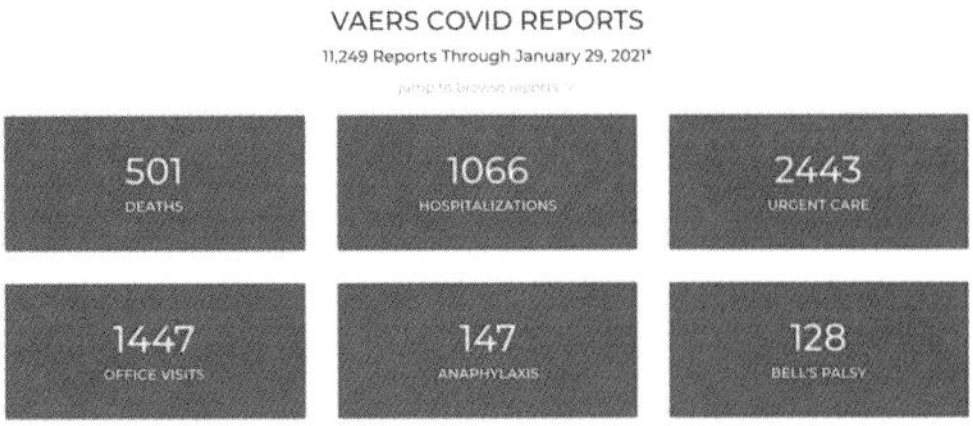

VAERS COVID REPORTS

11,249 Reports Through January 29, 2021*

| 501 DEATHS | 1066 HOSPITALIZATIONS | 2443 URGENT CARE |
| 1447 OFFICE VISITS | 147 ANAPHYLAXIS | 128 BELL'S PALSY |

（1−7）

イギリスでも増えている。（1－8）

「英国では12月8日に高齢者へのコロナワクチン接種が開始された。4週間後の1月8日までに、老人施設での死者数が46％増加した」

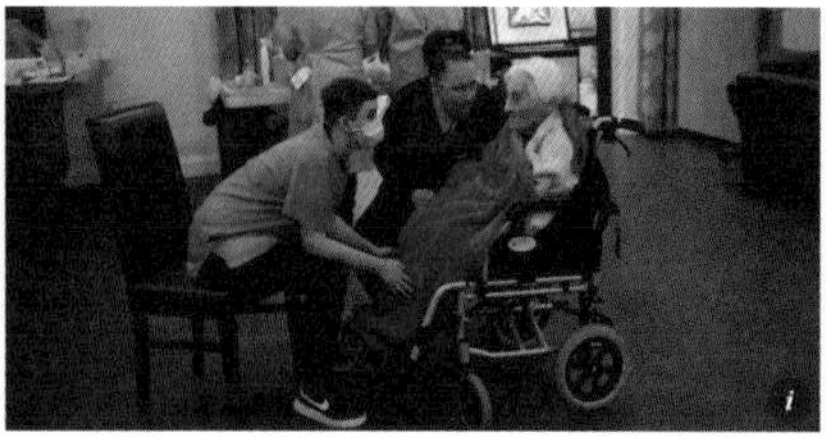

Coronavirus

Covid-related deaths in care homes in England jump by 46%

Number of deaths at highest level since mid-May and UK toll at more than 25,000, figures show

- Coronavirus - latest updates
- See all our coronavirus coverage

Robert Booth *and* Niamh McIntyre

Tue 19 Jan 2021 15.59 GMT

Deaths in care homes in England have hit the highest level since mid-May, according to the latest official figures, which revealed a 46% jump in coronavirus-related deaths in the last week as the more transmissible variant of Covid-19 breaches care homes' defences.

In the week to last Friday, 1,260 deaths in care homes involving Covid-19 were reported to the Care Quality Commission, a sharp jump from 864 and 661 in the previous two weeks. The weekly death toll in care homes had fallen to well below 100 in early October.

The rising numbers came after the vaccines minister, Nadhim Zahawi, described the inoculation programme as "a

（1－8）

殺人ワクチンですね、はい。

「1955年ポリオワクチンが実施され、その副作用により10人が死亡し（カッター事件）、ワクチン接種は即座に中止された。
老人ホームでコロナワクチン接種後に20人以上が亡くなったという記事を読んだけど、なぜワクチン接種は中止されないのか？」（1－9）

そう、確かに。なぜ中止されないのか？

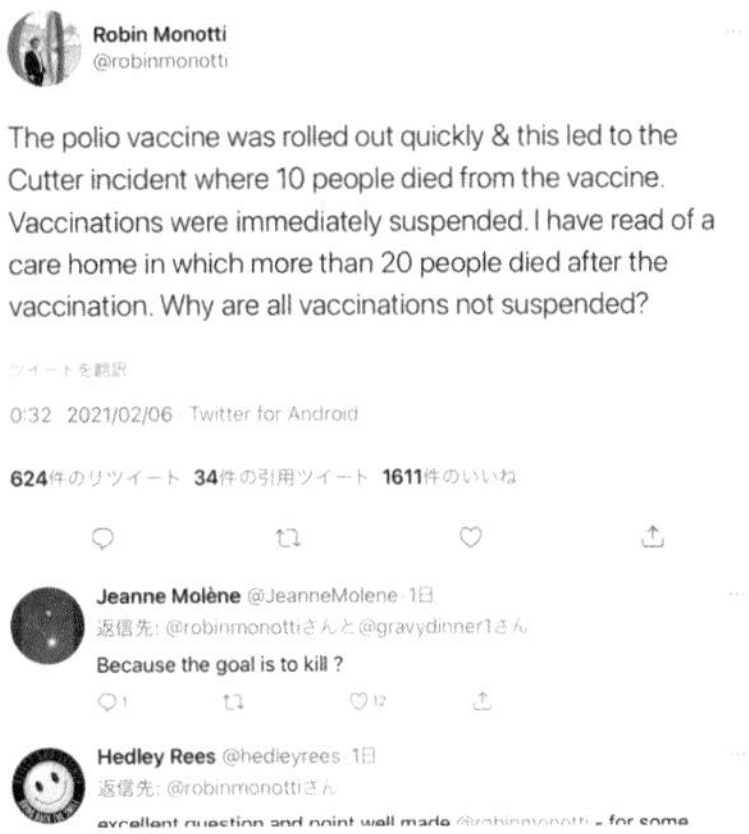
Robin Monotti
@robinmonotti

The polio vaccine was rolled out quickly & this led to the Cutter incident where 10 people died from the vaccine. Vaccinations were immediately suspended. I have read of a care home in which more than 20 people died after the vaccination. Why are all vaccinations not suspended?

ツイートを翻訳

0:32 · 2021/02/06 · Twitter for Android

624件のリツイート　34件の引用ツイート　1611件のいいね

Jeanne Molène @JeanneMolene · 1日
返信先: @robinmonottiさんと@gravydinner1さん
Because the goal is to kill ?

Hedley Rees @hedleyrees · 1日
返信先: @robinmonottiさん

（1－9）

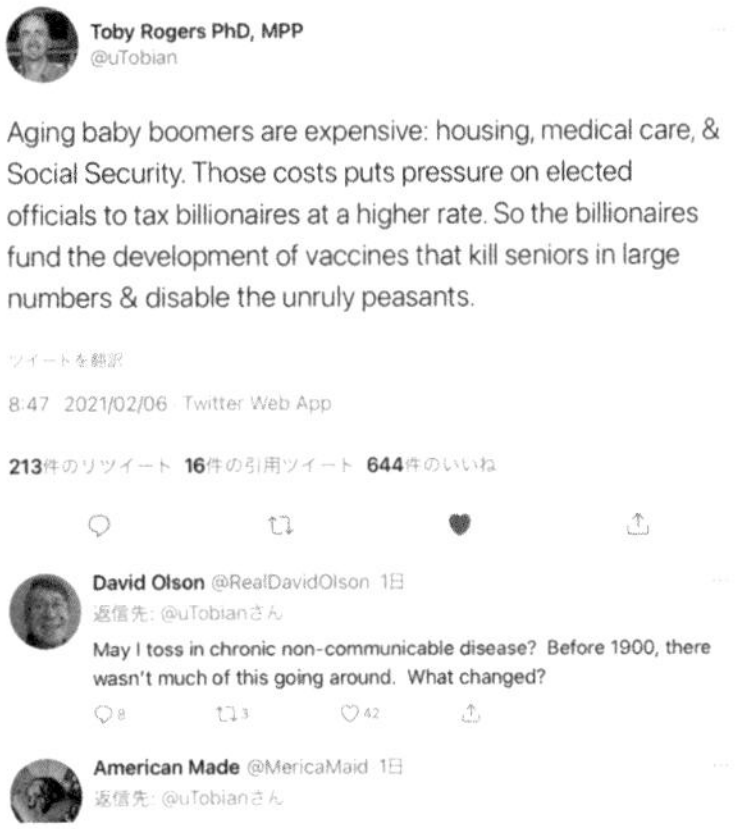
Toby Rogers PhD, MPP
@uTobian

Aging baby boomers are expensive: housing, medical care, & Social Security. Those costs puts pressure on elected officials to tax billionaires at a higher rate. So the billionaires fund the development of vaccines that kill seniors in large numbers & disable the unruly peasants.

ツイートを翻訳

8:47 · 2021/02/06 · Twitter Web App

213件のリツイート　16件の引用ツイート　644件のいいね

David Olson @RealDavidOlson · 1日
返信先: @uTobianさん
May I toss in chronic non-communicable disease? Before 1900, there wasn't much of this going around. What changed?

American Made @MericaMaid · 1日
返信先: @uTobianさん

（1－10）

こういう意見がある。（1−10）

「高齢化したベビーブーマー（1946〜64年頃に生まれた人たち）は、住宅費、医療費、社会保障費など、金食い虫である。これらのコストをまかなうために、政治家は富裕層に高率の税金を課さねばならない。そこで富裕層は、ワクチン開発に資金を提供する。ワクチンは高齢者を一斉に殺し、厄介な反抗分子を障害者にするのに好都合である」

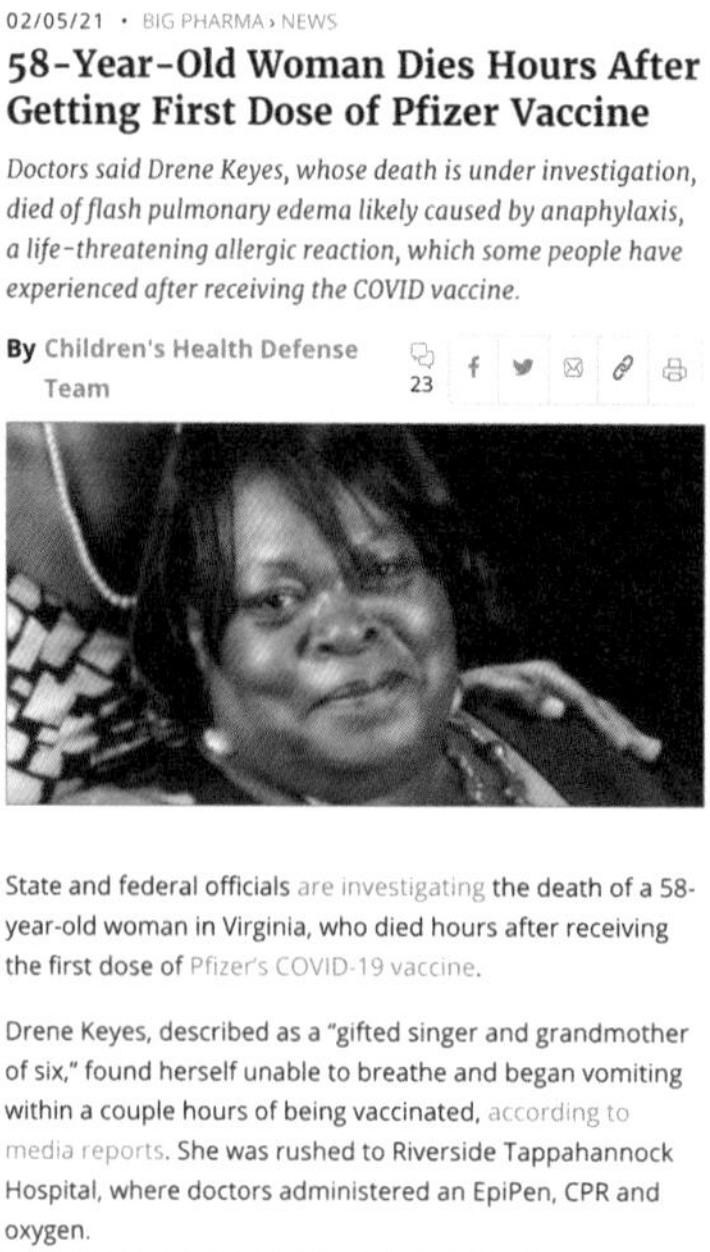
02/05/21 • BIG PHARMA › NEWS

58-Year-Old Woman Dies Hours After Getting First Dose of Pfizer Vaccine

Doctors said Drene Keyes, whose death is under investigation, died of flash pulmonary edema likely caused by anaphylaxis, a life-threatening allergic reaction, which some people have experienced after receiving the COVID vaccine.

By Children's Health Defense Team

23

State and federal officials are investigating the death of a 58-year-old woman in Virginia, who died hours after receiving the first dose of Pfizer's COVID-19 vaccine.

Drene Keyes, described as a "gifted singer and grandmother of six," found herself unable to breathe and began vomiting within a couple hours of being vaccinated, according to media reports. She was rushed to Riverside Tappahannock Hospital, where doctors administered an EpiPen, CPR and oxygen.

（1−11）

バージニア州のDrene Keyesさん（58歳）、1回目のコロナワクチン接種か

ら数時間後に死亡。（1−11）

「歌がとても上手で、6人の孫を持つKeyesさんは、ワクチン接種後に呼吸困難に陥り、嘔吐《おうと》し始めた。病院に救急搬送され、エピペン注射、心肺蘇《そ》生《せい》、酸素投与が行われたが、帰らぬ人となった。死因はアナフィラキシー反応に起因する急性肺浮腫と考えられる」

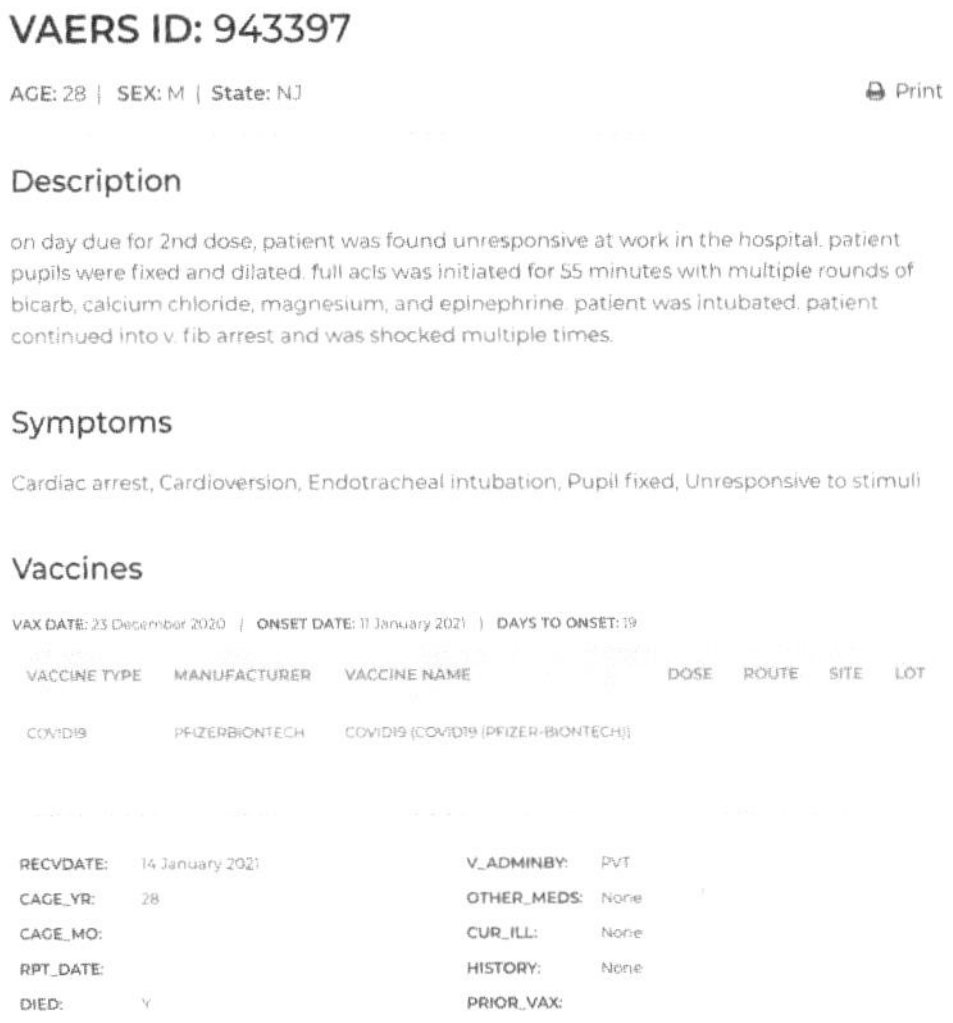

VAERS ID: 943397

AGE: 28 | SEX: M | State: NJ　　Print

Description

on day due for 2nd dose, patient was found unresponsive at work in the hospital. patient pupils were fixed and dilated. full acls was initiated for 55 minutes with multiple rounds of bicarb, calcium chloride, magnesium, and epinephrine. patient was intubated. patient continued into v. fib arrest and was shocked multiple times.

Symptoms

Cardiac arrest, Cardioversion, Endotracheal intubation, Pupil fixed, Unresponsive to stimuli

Vaccines

VAX DATE: 23 December 2020 | ONSET DATE: 11 January 2021 | DAYS TO ONSET: 19

VACCINE TYPE	MANUFACTURER	VACCINE NAME	DOSE	ROUTE	SITE	LOT
COVID19	PFIZERBIONTECH	COVID19 (COVID19 (PFIZER-BIONTECH))				

RECVDATE:	14 January 2021	V_ADMINBY:	PVT
CAGE_YR:	28	OTHER_MEDS:	None
CAGE_MO:		CUR_ILL:	None
RPT_DATE:		HISTORY:	None
DIED:	Y	PRIOR_VAX:	

（1−12）

死亡するのは高齢者だけではない。

「28歳男性　2回目のワクチン接種を受けた日、病院での勤務中に意識を失っているのを発見された。患者の瞳孔は散大していた。炭酸水素、塩化カルシウム、マグネシウム、エピネフリンを複数回投与しながら心肺蘇生を55分にわたり行った。気管内挿管し、電気ショックを与えるも、心室細動のままであった。

接種日：2020年12月23日　発症日：2021年1月11日」（1―12）

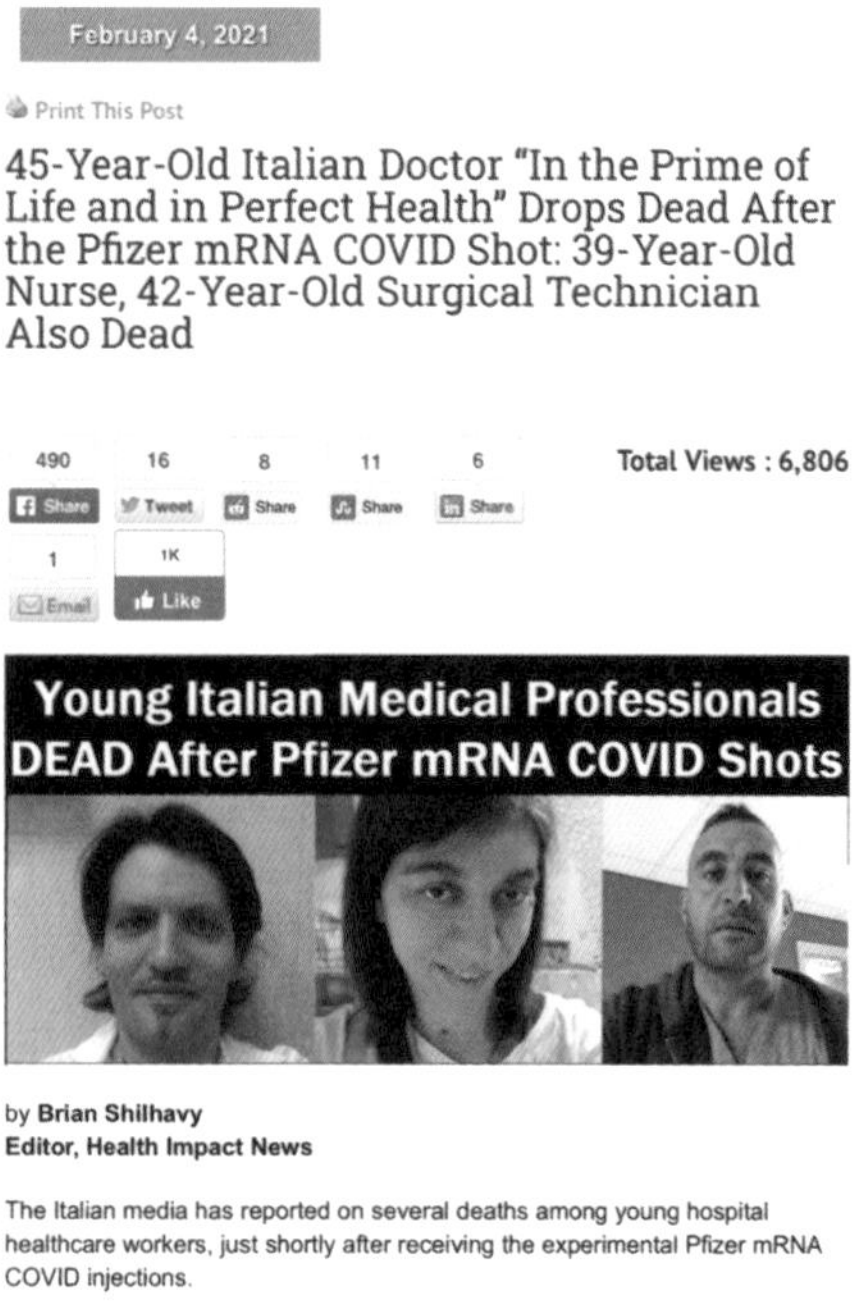
February 4, 2021

Print This Post

45-Year-Old Italian Doctor "In the Prime of Life and in Perfect Health" Drops Dead After the Pfizer mRNA COVID Shot: 39-Year-Old Nurse, 42-Year-Old Surgical Technician Also Dead

490 Share　16 Tweet　8 Share　11 Share　6 Share　Total Views : 6,806

1 Email　1K Like

Young Italian Medical Professionals
DEAD After Pfizer mRNA COVID Shots

by Brian Shilhavy
Editor, Health Impact News

The Italian media has reported on several deaths among young hospital healthcare workers, just shortly after receiving the experimental Pfizer mRNA COVID injections.

（1－13）

イタリアでも。

「45歳医師、39歳看護師、42歳外科技術士が死亡」（1―13）

死ぬまで行かなくても、全身にぶつぶつができたりする。

「娘がファイザー社製ワクチンを初めて受けたのですが、一晩経《た》って起こったのがこの写真です。最初、皮膚に水ぶくれみたいなのができて、今はそれがかゆくて、腫れてて、なめし革のようになっています。2回目のワクチンは受けません」（1－14）

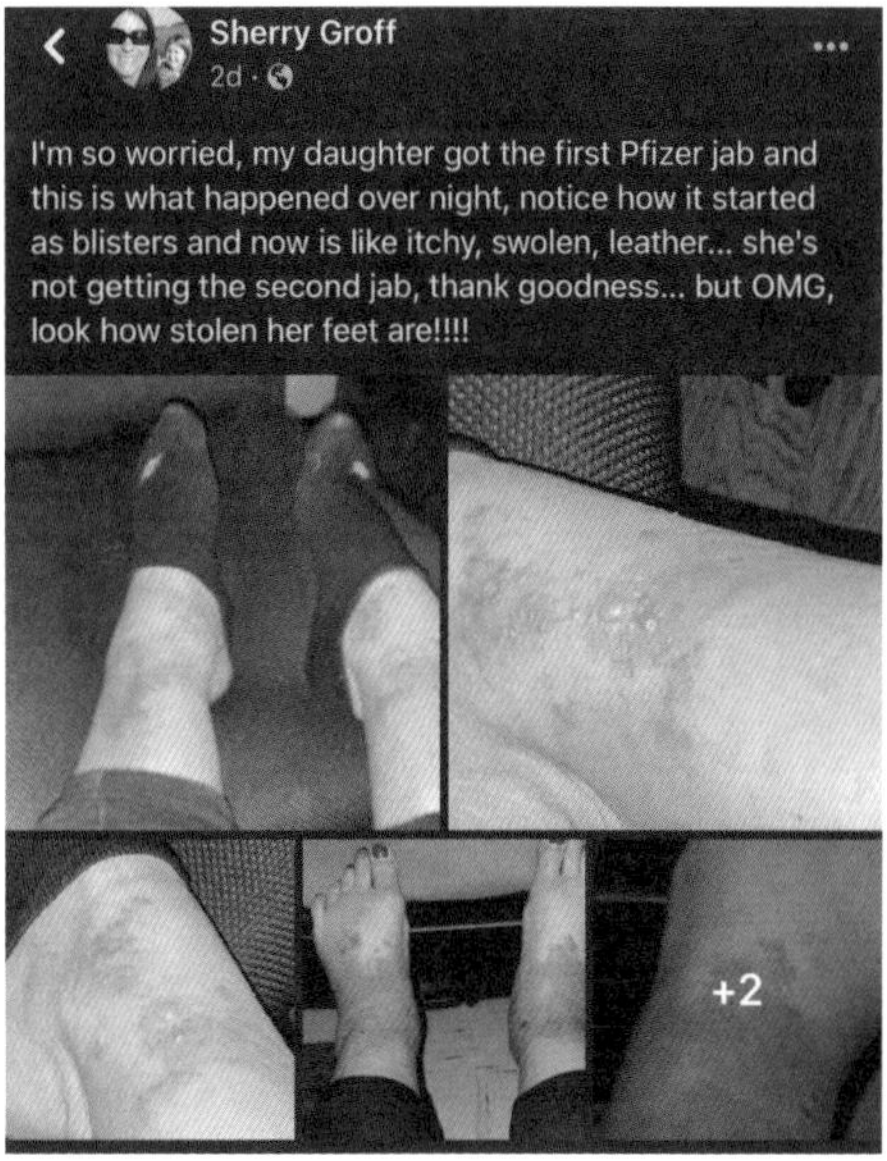
Sherry Groff
2d ·
I'm so worried, my daughter got the first Pfizer jab and this is what happened over night, notice how it started as blisters and now is like itchy, swolen, leather... she's not getting the second jab, thank goodness... but OMG, look how stolen her feet are!!!!
+2

（1－14）

なぜこんなデタラメなワクチンを打たないといけないのだろう？　というか、そもそも、このデタラメはいつから始まったのか？　マスクを着けろだ密を避けろだずっと家にいろだ、そのあたりからデタラメが始まっているのだと気付かないといけない。

「マスクが効くのなら、なぜ6フィート（約180㎝）離れないといけないのか

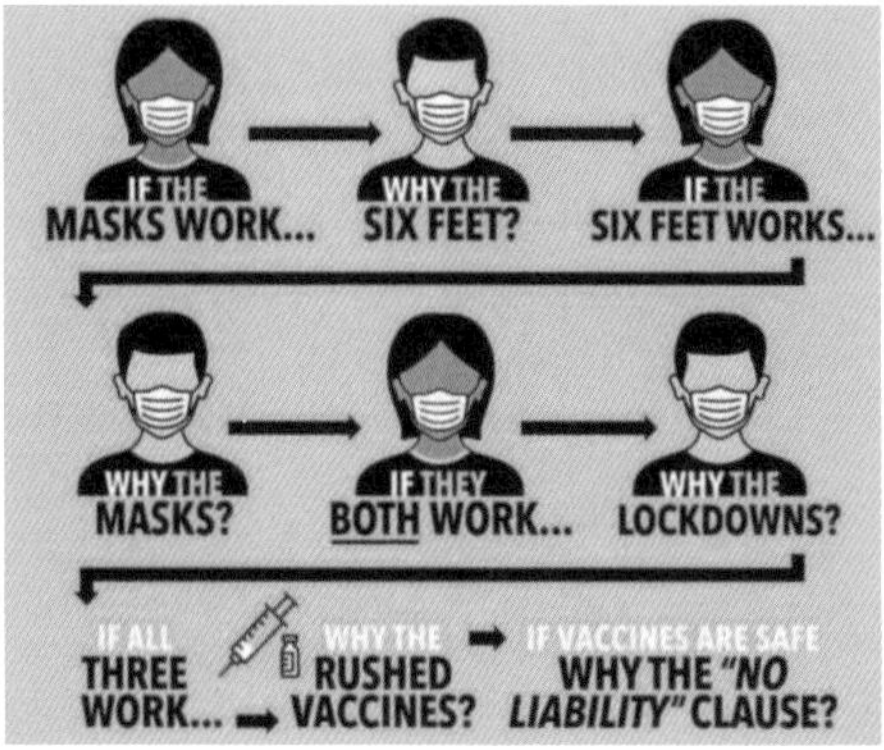

（1－15）

6フィート離れればいいのなら、なぜマスクがいるのか

どちらも有効なら、なぜ自粛が必要なのか

マスク、距離、自粛、どれも効くのなら、なぜワクチン接種を急ぐのか

ワクチンが効くのなら、なぜ〝製造業者責任免除法〟があるのか」（1－15）

結局、当局は国民の管理を進めたい。

る」（1―16）

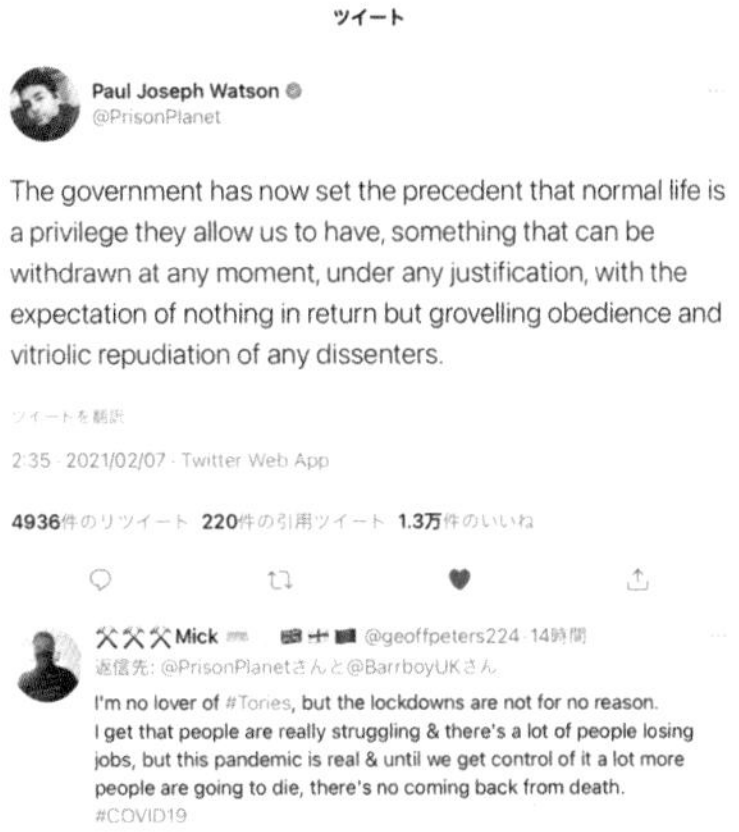
ツイート
Paul Joseph Watson
@PrisonPlanet
The government has now set the precedent that normal life is a privilege they allow us to have, something that can be withdrawn at any moment, under any justification, with the expectation of nothing in return but grovelling obedience and vitriolic repudiation of any dissenters.
ツイートを翻訳
2:35 · 2021/02/07 · Twitter Web App
4936件のリツイート 220件の引用ツイート 1.3万件のいいね
Mick @geoffpeters224 · 14時間
返信先: @PrisonPlanetさんと@BarrboyUKさん
I'm no lover of #Tories, but the lockdowns are not for no reason.
I get that people are really struggling & there's a lot of people losing jobs, but this pandemic is real & until we get control of it a lot more people are going to die, there's no coming back from death.
#COVID19

（1－16）

コロナはそのための手段である。
「政府は、今や先例を作った。〝当たり前の日常〟というのは、政府が与える特権である。しかもそれは、いつでも、どんな口実をつけてでも、取り上げられてしまう。〝かつての日常が返して欲しいなら黙って従え。反抗する者は徹底的に弾圧する〟。政府が望むのはそういう社会であ

Chapter 2

コロナワクチン被害症例集【授乳中の母親と子供他】

2021/03/13

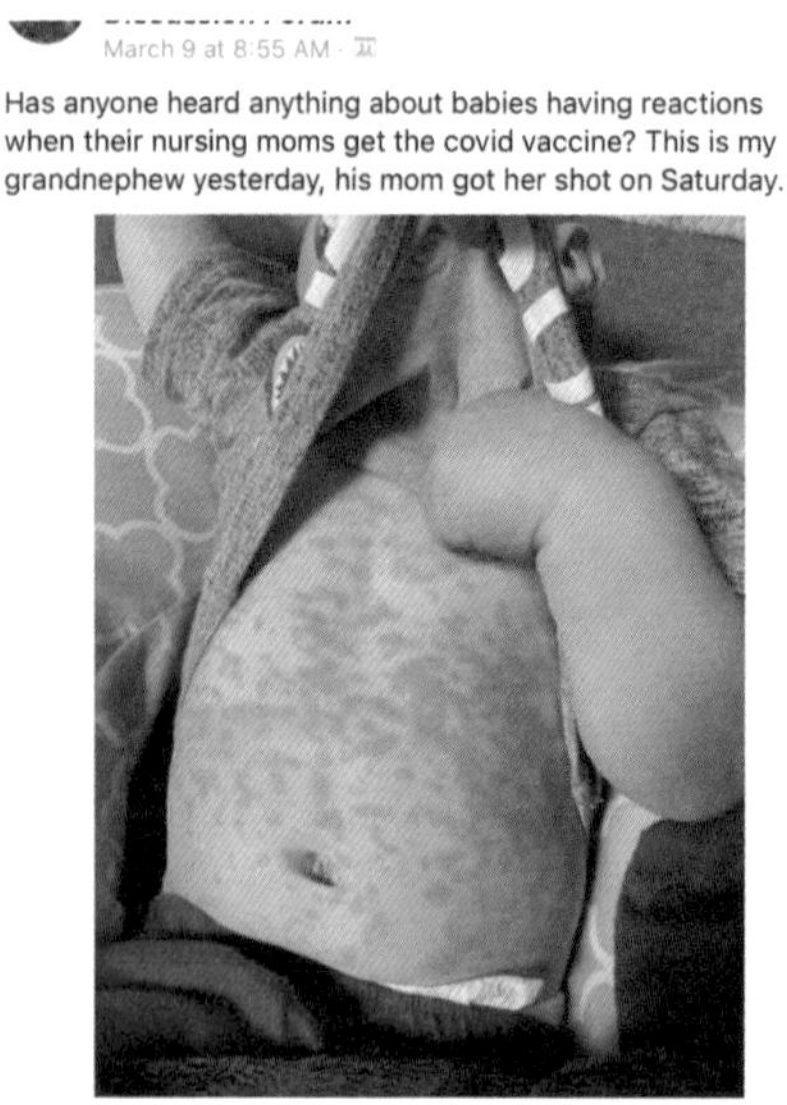

（2－1）

「授乳中の母親がコロナワクチンを受けると、その赤ちゃんに影響が出るという話を聞いたことがありますか？

これ、きのう（3月8日）撮った私の甥《おい》の息子の写真です。この子の母親は土曜

日（3月6日）にワクチン接種を受けました」（2－1）

妊婦のコロナワクチン接種による胎児へのリスクについては、以前お伝えしたが、**授乳中の女性のワクチン接種によって赤ちゃんにどのような影響があるのか**、明らかではなかった。しかし、上記の画像である。

もちろん、〝たまたま〟の可能性もあるだろうが、そうではない可能性もある。というか、母乳とは、母親の血液が乳腺細胞で濾過《ろか》された液体であり、実質、**母乳＝血液である。**赤ちゃんは、母親の血を吸って大きくなる。子育てを経験した女性なら、誰しもこの感慨を持っているだろう。ワクチン接種によって血中に様々な有毒物質が流れ込む。この物質が、母乳経由で赤ちゃんに移行しない、と考える理由はない。というか、こういう**起こり得るリスクについて先手を打って「疑わしきは罰する」の姿勢が医学のあるべき姿**だろう。授乳中の女性のコロナワクチン接種は控えるような呼びかけがなされるべきではないか？

繰り返される妊婦の悲劇

Mary Voll さん　2月22日の投稿

「妊娠しているけど、ワクチン打ちましたよ！　2回打ちましたが、幸いほとんど副作用はありません。

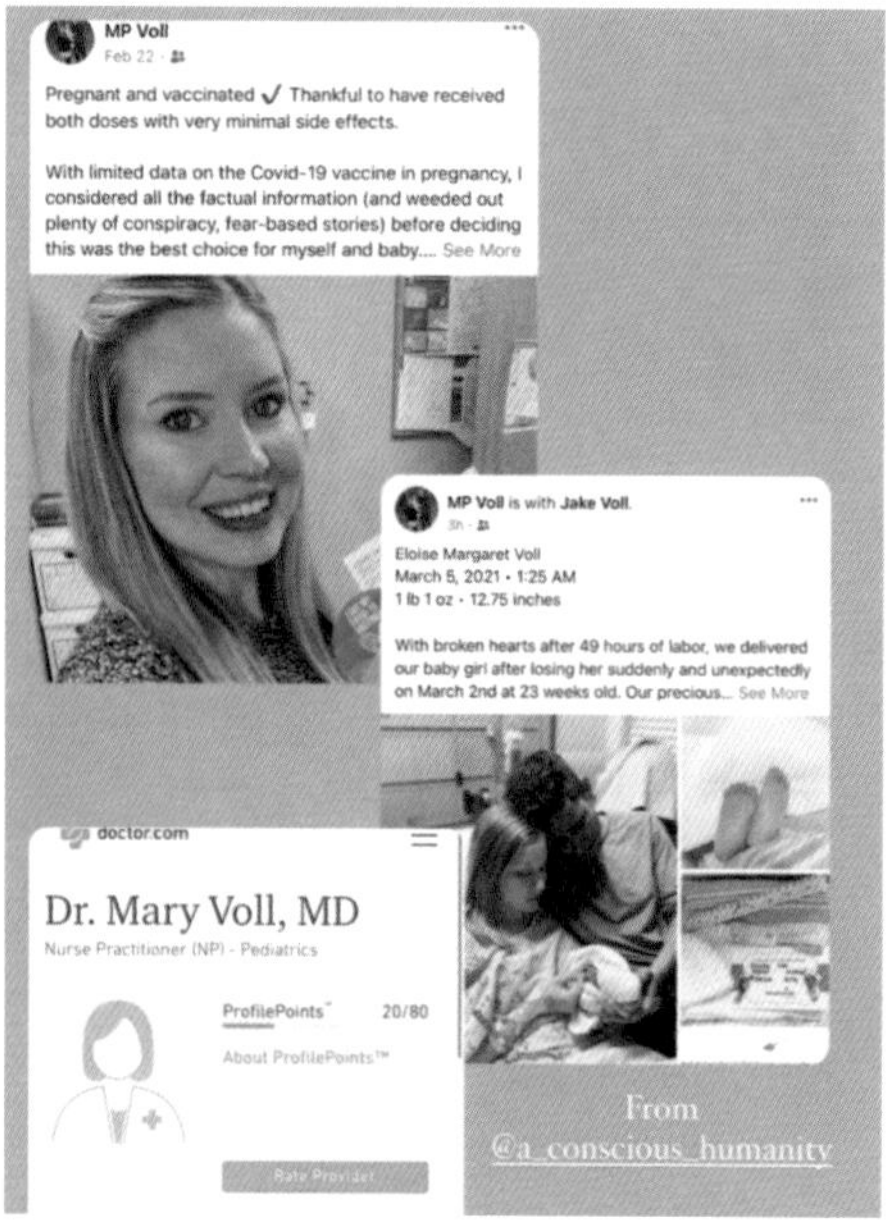

（2－2）

妊娠中のコロナワクチン接種について、データはあまりありませんが、接種を決断するにあたっては、あらゆる正しい情報を考慮しました（**陰謀論や不安を煽《あお》るような話は無視**

しました）。コロナワクチン接種こそが、私とおなかの中の赤ちゃんにとってベストの決断でした」

「Eloise Margaret Voll
2021年3月5日午前1時25分
1ポンド1オンス　12・75インチ
3月2日、49時間に及ぶ分娩の後、23週の赤ちゃんを突然失うことになりました」**（2―2）**

お悔やみ

「世界で一番素敵な母が、昨晩、思いもかけず亡くなりました。もう母と会えないし、おしゃべりできないし、〝好きだよ〟と伝えられないことを思うと、苦しくて仕方ありません。

母は月曜日にコロナワクチンを受けました。科学を信じている人でしたか

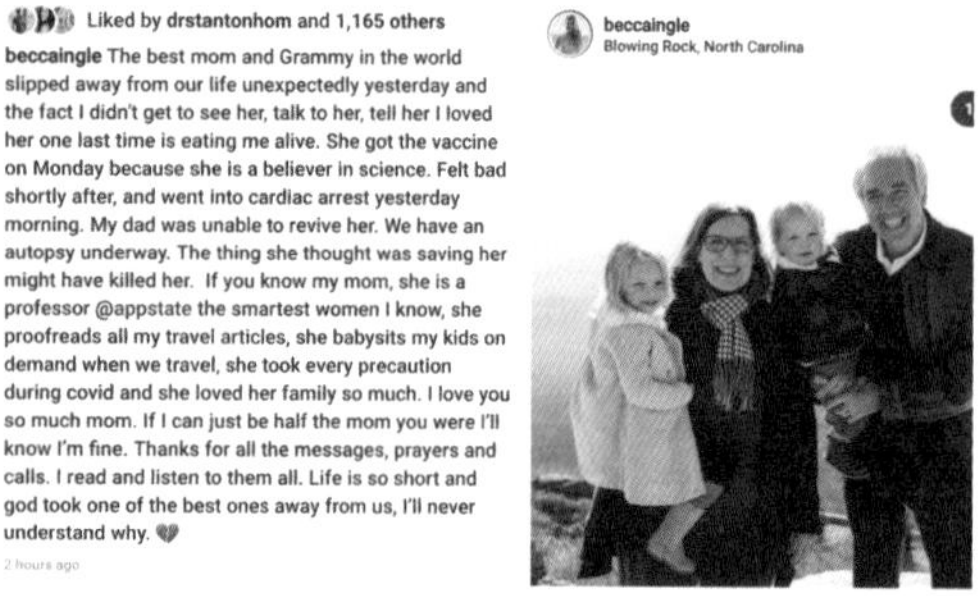
beccaingle
Blowing Rock, North Carolina
Liked by drstantonhom and 1,165 others
beccaingle The best mom and Grammy in the world slipped away from our life unexpectedly yesterday and the fact I didn't get to see her, talk to her, tell her I loved her one last time is eating me alive. She got the vaccine on Monday because she is a believer in science. Felt bad shortly after, and went into cardiac arrest yesterday morning. My dad was unable to revive her. We have an autopsy underway. The thing she thought was saving her might have killed her. If you know my mom, she is a professor @appstate the smartest women I know, she proofreads all my travel articles, she babysits my kids on demand when we travel, she took every precaution during covid and she loved her family so much. I love you so much mom. If I can just be half the mom you were I'll know I'm fine. Thanks for all the messages, prayers and calls. I read and listen to them all. Life is so short and god took one of the best ones away from us, I'll never understand why. 💔
2 hours ago

（2－3）

ら。

接種後すぐに気分が悪くなり、昨日の朝方、心停止しました。父は母を生き返らせることができませんでした。現在、死後解剖をお願いしています。

母は、我が身を守ろうと思った、まさにその注射によって、亡くなったのかもしれません。

母のことをご存じですか？　母はアパラチア州立大学の教授で、私が知っている中で最も頭のいい女性です。私が旅行関係の記事を書くときには、いつも校正をしてくれましたし、私が旅行なんかするときには子供の面倒を見てくれましたし、コロナ中にはいつも感染対策に気を遣っていました。家族の健康を何より考えている人でした。

「私は母のことが、本当に好きでした」（2－3）

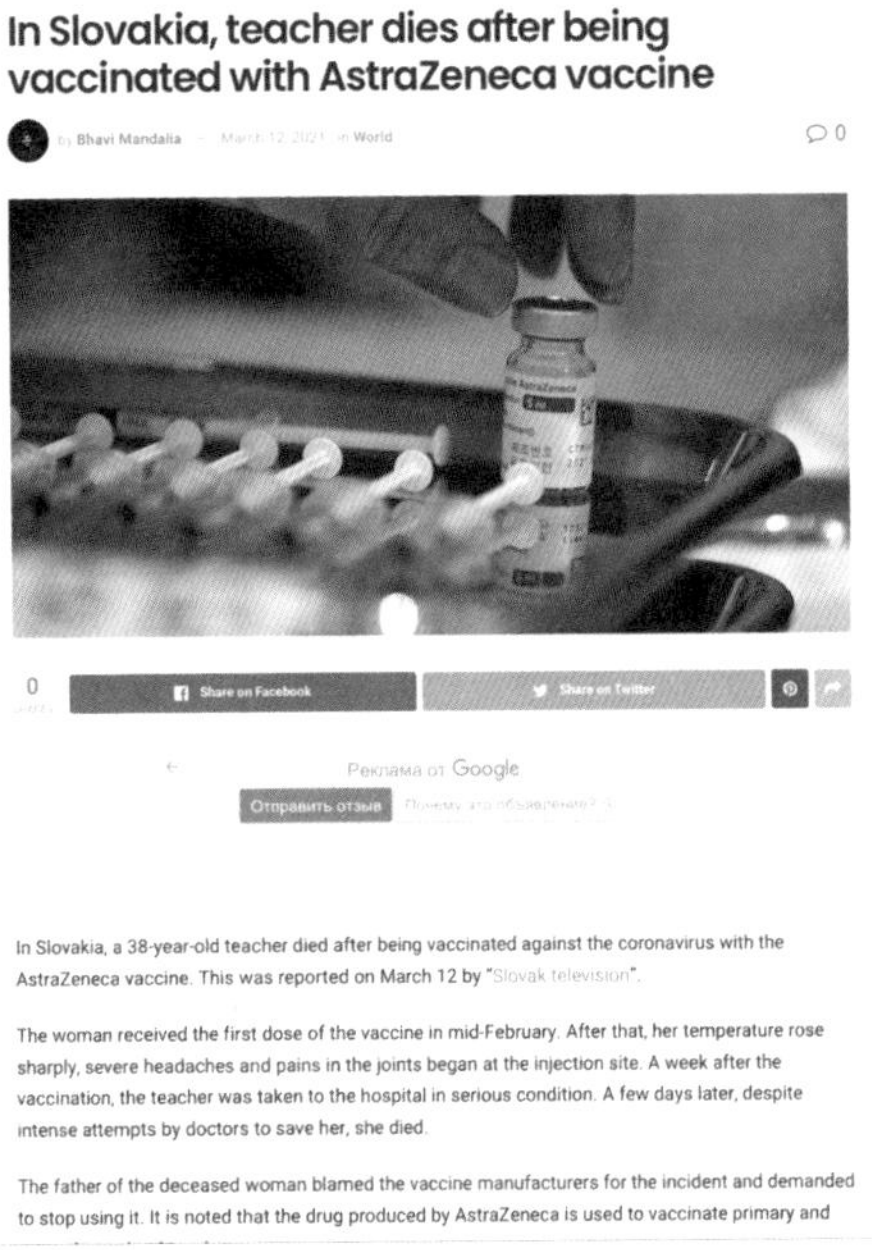

In Slovakia, teacher dies after being vaccinated with AstraZeneca vaccine

by Bhavi Mandalia — March 12, 2021 in World

Share on Facebook　Share on Twitter

Реклама от Google
Отправить отзыв

In Slovakia, a 38-year-old teacher died after being vaccinated against the coronavirus with the AstraZeneca vaccine. This was reported on March 12 by "Slovak television".

The woman received the first dose of the vaccine in mid-February. After that, her temperature rose sharply, severe headaches and pains in the joints began at the injection site. A week after the vaccination, the teacher was taken to the hospital in serious condition. A few days later, despite intense attempts by doctors to save her, she died.

The father of the deceased woman blamed the vaccine manufacturers for the incident and demanded to stop using it. It is noted that the drug produced by AstraZeneca is used to vaccinate primary and

（2－4）

「スロベキアで、38歳の教師がアストラゼネカ製コロナワクチン接種後、死亡。女性は2月中頃に1回目のワクチンを接種し、その後体温の急激な上昇、ひどい頭痛、接種部位の疼痛《とうつう》が見られた。症状が重篤であるため、ワクチン接種から1週間後に病院に搬送され、その数日

後、死亡が確認された」（2－4）

「政治的な投稿をするつもりはないんです（政治のにおいがプンプンしますけれど）。ただ、私の義父の父に起こったことをシェアします。

80代の男性で、火曜日にコロナワクチンの2回目を接種しました。その結果、よく起こると言われている副作用のすべてが出ました。高熱、悪寒、嘔気《おうき》、嘔吐、頭痛などです。

彼の息子が医者に電話すると、『何でもない。そのうちよくなる』と言われました。

水曜の夜、彼は亡くなりました。

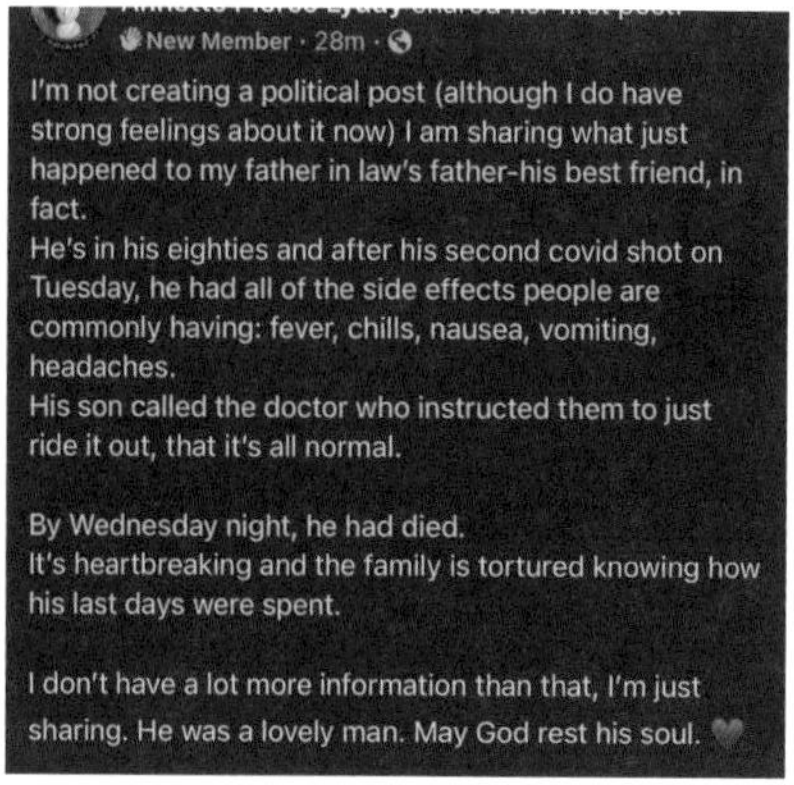
New Member · 28m ·

I'm not creating a political post (although I do have strong feelings about it now) I am sharing what just happened to my father in law's father-his best friend, in fact.
He's in his eighties and after his second covid shot on Tuesday, he had all of the side effects people are commonly having: fever, chills, nausea, vomiting, headaches.
His son called the doctor who instructed them to just ride it out, that it's all normal.

By Wednesday night, he had died.
It's heartbreaking and the family is tortured knowing how his last days were spent.

I don't have a lot more information than that, I'm just sharing. He was a lovely man. May God rest his soul.

（2－5）

最期があんな具合だったことを思うと、胸が痛いです。これ以上の情報はありません。ただ、私はシェアしたいだけです」（2―5）

皮膚症状

頭痛とか吐き気、発熱は、本人はしんどいだろうけど、外からは見えない。その点、皮膚症状は他人にもモロ見えだから、ワクチンのヤバさがよくわかる。

「きのうファイザー製ワクチンを受けました。今の私の状態を見てください」（2―6）

Had the phizer jab yesterday. Look at the fucking state of me now

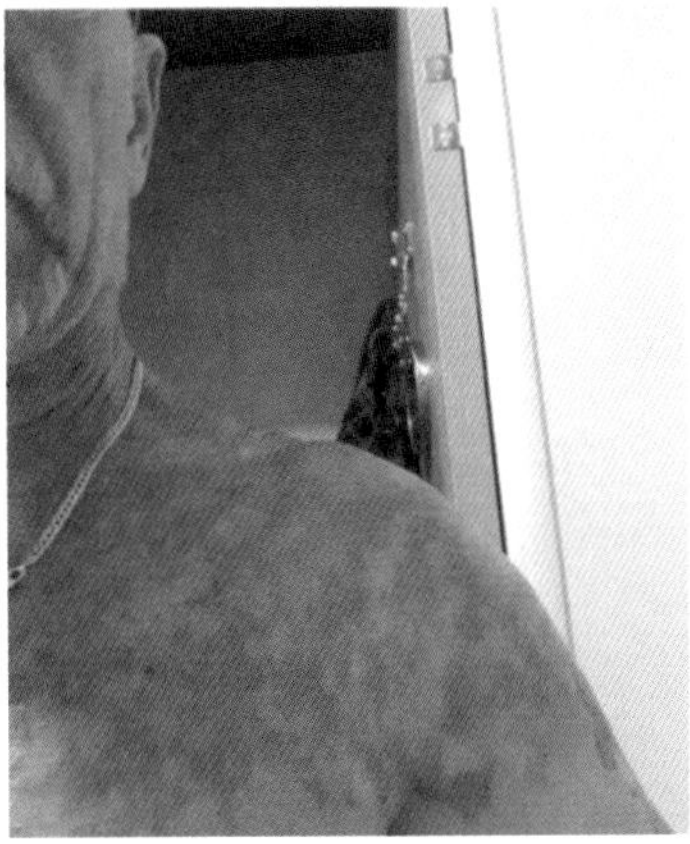

（2－6）

「娘がファイザー製ワクチンを受けて、一晩経った様子がこれです。最初は水ぶくれみたいなのから始まって……」（2―7）

「ファイザー製ワクチン接種後の高齢者に出現した血性の水疱《すいほう》。一体どんな毒物が体の中に注入されていることやら」（2―8）

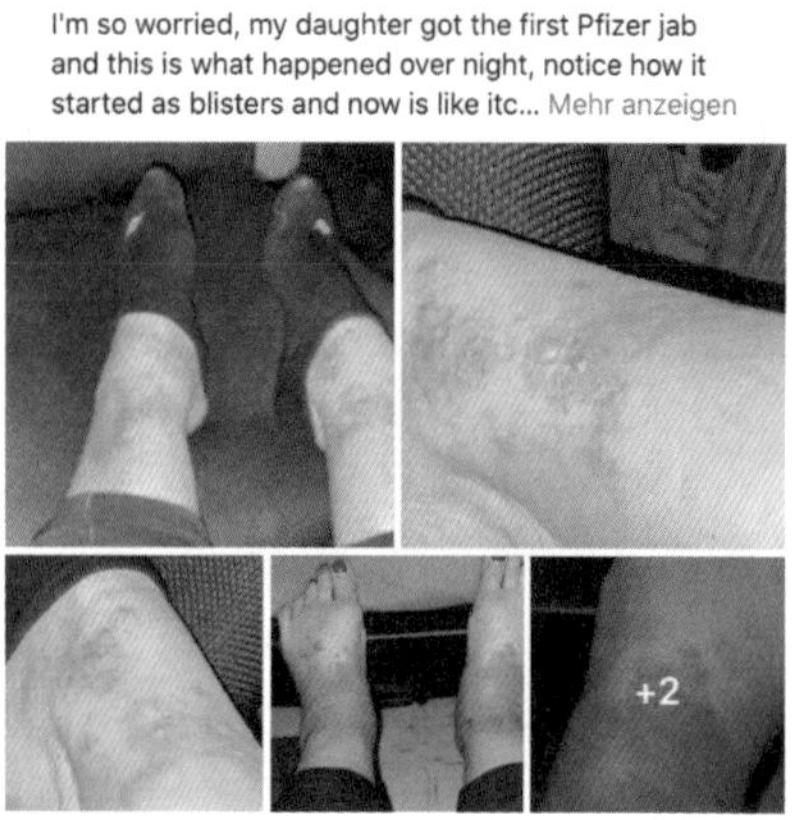
I'm so worried, my daughter got the first Pfizer jab and this is what happened over night, notice how it started as blisters and now is like itc... Mehr anzeigen
+2

（2―7）

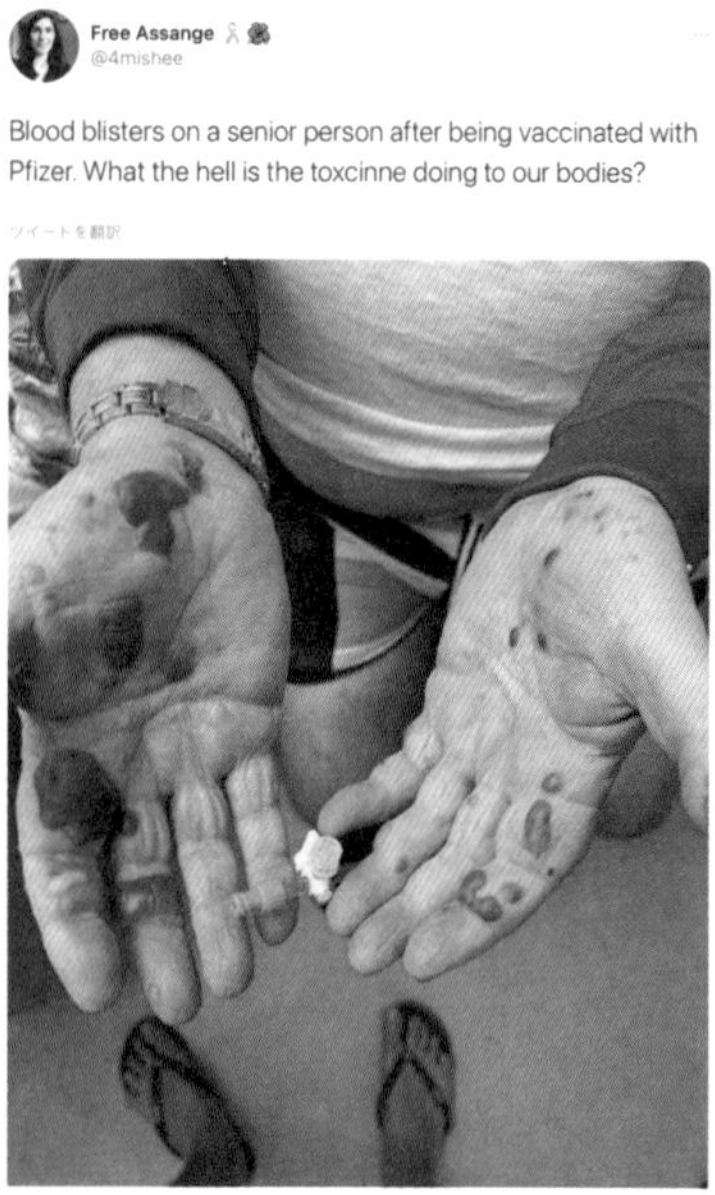
Free Assange
@4mishee
Blood blisters on a senior person after being vaccinated with Pfizer. What the hell is the toxcinne doing to our bodies?
ツイートを翻訳

（2―8）

政治的な動き

「コロナ否定論で有名なタンザニアのジョン・マグフリ大統領、ナイロビの病院に緊急入院」（2―9）

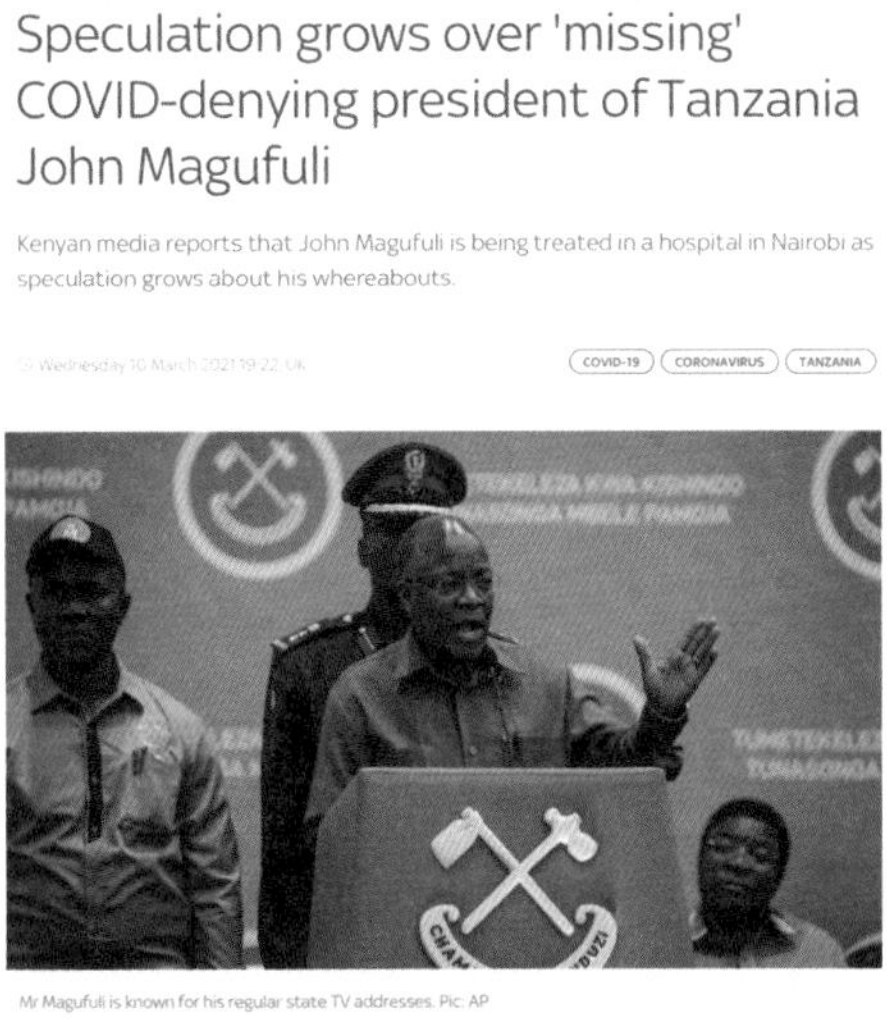
Speculation grows over 'missing' COVID-denying president of Tanzania John Magufuli

Kenyan media reports that John Magufuli is being treated in a hospital in Nairobi as speculation grows about his whereabouts.

Wednesday 10 March 2021 19:22, UK

COVID-19 | CORONAVIRUS | TANZANIA

Mr Magufuli is known for his regular state TV addresses. Pic: AP

（2―9）

タンザニア大統領は気骨のある本物の政治家で、以前の僕の記事やツイッターでもたびたび紹介してきた。（2―10）

しかしまぁ、やはり、やられちゃったね。政治家は、文

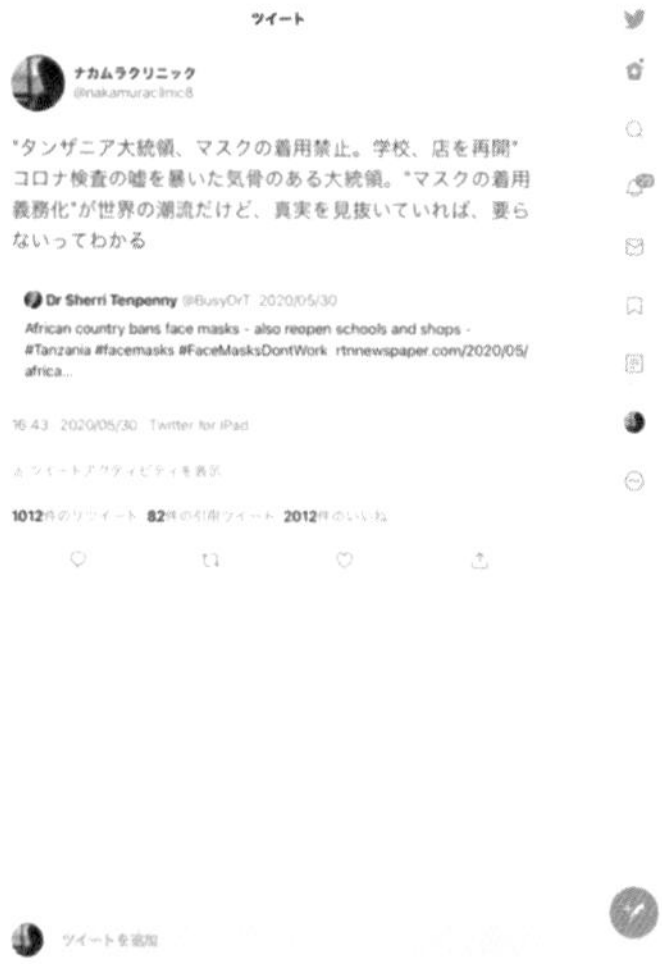
ツイート
ナカムラクリニック
@nakamuraclinic8
"タンザニア大統領、マスクの着用禁止。学校、店を再開"
コロナ検査の嘘を暴いた気骨のある大統領。"マスクの着用義務化"が世界の潮流だけど、真実を見抜いていれば、要らないってわかる
Dr Sherri Tenpenny @BusyDrT 2020/05/30
African country bans face masks - also reopen schools and shops - #Tanzania #facemasks #FaceMasksDontWork rtnnewspaper.com/2020/05/africa...
16:43 2020/05/30 Twitter for iPad
ツイートアクティビティを表示
1012件のリツイート 82件の引用ツイート 2012件のいいね
ツイートを追加

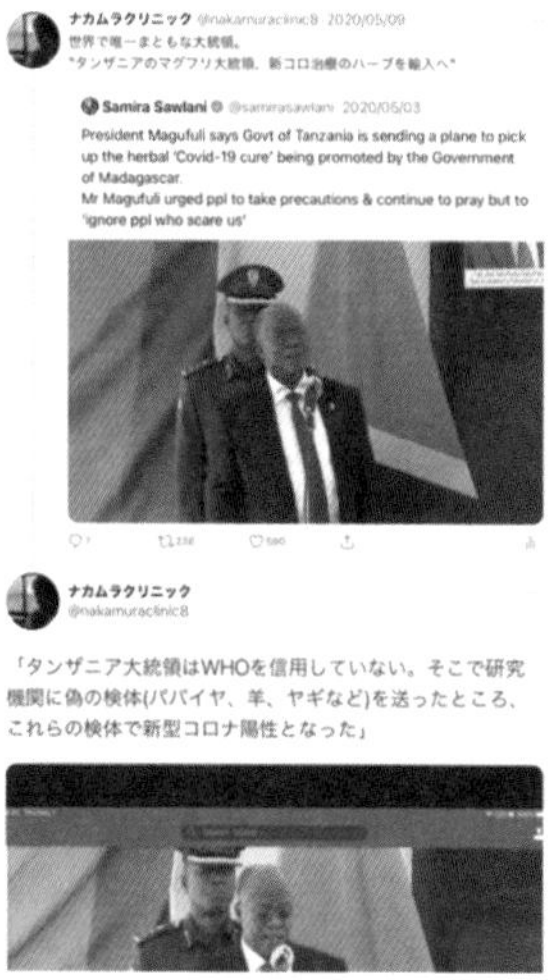
ナカムラクリニック @nakamuraclinic8 2020/05/09
世界で唯一まともな大統領。
"タンザニアのマグフリ大統領、新コロ治療のハーブを輸入へ"
Samira Sawlani @samirasawlani 2020/05/03
President Magufuli says Govt of Tanzania is sending a plane to pick up the herbal 'Covid-19 cure' being promoted by the Government of Madagascar.
Mr Magufuli urged ppl to take precautions & continue to pray but to 'ignore ppl who scare us'
ナカムラクリニック
@nakamuraclinic8
「タンザニア大統領はWHOを信用していない。そこで研究機関に偽の検体(パパイヤ、羊、ヤギなど)を送ったところ、これらの検体で新型コロナ陽性となった」

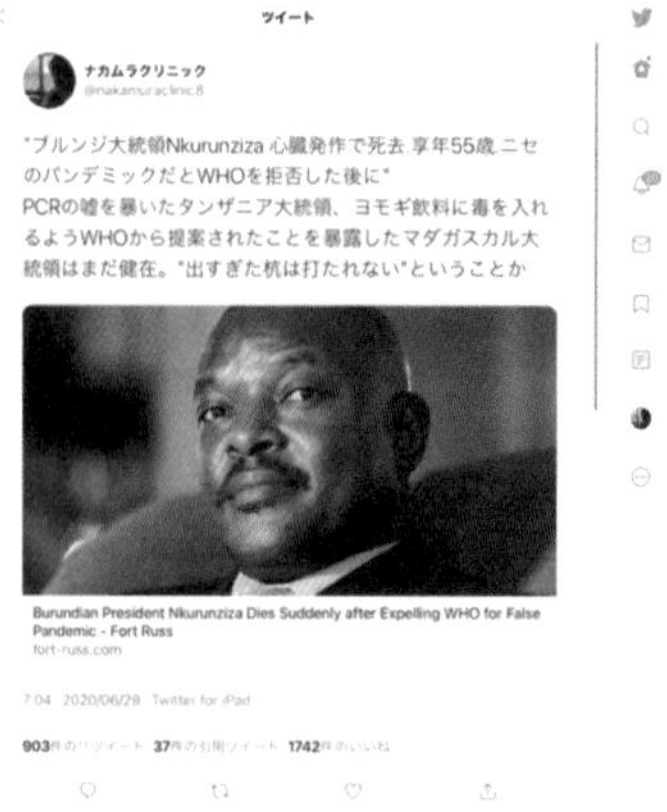
ツイート
ナカムラクリニック
@nakamuraclinic8
"ブルンジ大統領Nkurunziza 心臓発作で死去 享年55歳 ニセのパンデミックだとWHOを拒否した後に"
PCRの嘘を暴いたタンザニア大統領、ヨモギ飲料に毒を入れるようWHOから提案されたことを暴露したマダガスカル大統領はまだ健在。"出すぎた杭は打たれない"ということか
Burundian President Nkurunziza Dies Suddenly after Expelling WHO for False Pandemic - Fort Russ
fort-russ.com
7:04 2020/06/29 Twitter for iPad
903件のリツイート 37件の引用ツイート 1742件のいいね

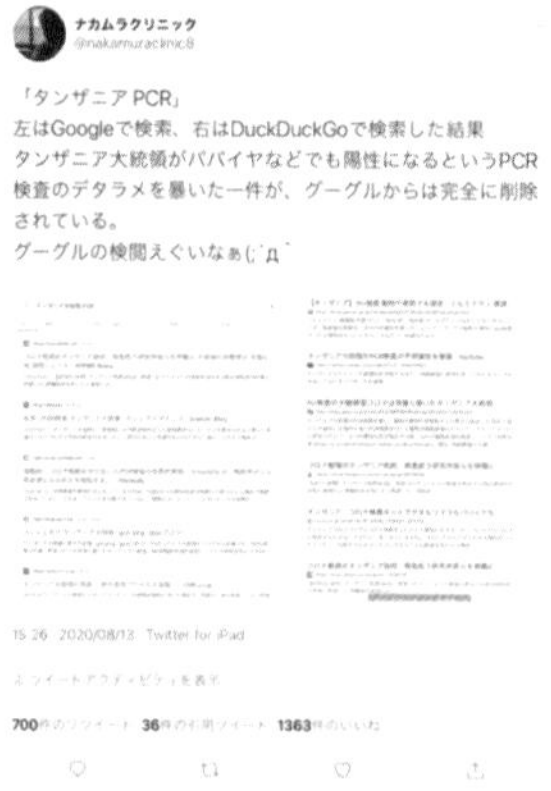
ナカムラクリニック
@nakamuraclinic8
「タンザニア PCR」
左はGoogleで検索、右はDuckDuckGoで検索した結果
タンザニア大統領がパパイヤなどでも陽性になるというPCR検査のデタラメを暴いた一件が、グーグルからは完全に削除されている。
グーグルの検閲えぐいなぁ(;゚Д゚
15:26 2020/08/13 Twitter for iPad
ツイートアクティビティを表示
700件のリツイート 36件の引用ツイート 1363件のいいね

(2−10)

字通り**命がけ**だよね。不都合な事実を曝露《ばくろ》したら、あっさり消されてしまうわけだから。

製薬会社もなりふりかまってないよね。こんな露骨なマネしたらさ、殺害ってモロバレなのに遠慮なくやっちゃう。「別にバレたらバレたでかまわない。見せしめだ。他の政治家も萎縮するだろう」ぐらいに思ってるのかもしれない。

Chapter 3

コロナワクチンと皮膚症状

2021/04/04

かれこれ1年以上続くコロナである。つまり、マスコミによる洗脳も1年以上続いているということだ。

テレビなどの主要メディアだけを情報ソースにする人と、SNSで自分から情報を取りに行っている人との情報落差は、もはや埋めようがないほどに大きい。「コロナが危険」と信じている人と、「コロナの嘘」を見抜いている人とでは、ほとんど会話が成り立たないレベルかもしれない。

この前も、患者からこんな相談を受けた。

「先生、私の病気とは別の話をしてもいいですか？　私の父のことなんですが、いわゆるコロナ脳なんです。コロナを怖がっていて、外はもちろん、家でもマスクをしているほどです。当然コロナワクチンを楽しみにしています。私が『危ないから打たないほうがいいよ』って言っても、聞く耳持ちません。どうすればいいですか？」

すっかりコロナ脳に陥った高齢の親を、どのように説得すれば〝脱洗脳〟できるか。こういう悩みを持つ人はけっこう多いと思う。

確かに難しいよね。たとえば「そもそもコロナは致死的なウイルスではなくて、せいぜいインフルエンザ程度なんだから、心配することないよ」みたいな言葉をかけてあげても、まず届かない。

「何を言っている。すでに多くの人が感染し、死亡している。しかも日本だけではなくて世界中で。こんなに恐ろしいウイルスはない」

「それ、どこで知ったの？　テレビとか新聞で見た情報でしょ。マスコミの言ってることって、全部嘘なんだよ」

などと言おうものなら、心をますます閉ざしてしまうだろう。

マスコミがコロナ不安をあおる煽動《せんどう》マシンとして機能しているのが、今回のパンデミックの肝である。しかしここを指摘しても、高齢のお父さんお母さんは絶対認めない。

別に全部をわかってもらう必要はないと思うのよ。**マスコミが大本営化していること**や、**各国政府にＤＳから指示が出ている、**みたいな大きな話はしなくていい。

要はさ、お父さんお母さんにコロナワクチンのリスクを知って欲しいんだよね。コロナワクチンを「日常を取り戻すための救世主」ぐらいに信用しているところ、少なくとも「そんなにありがたいものでもない」というところだけ、わかってもらえればいい。「メリットばかりではなくて（本当はメリットなんて皆無だけど）、けっこうやばいデメリットもあるんだよ」と、そのあたりをわかってもらえれば、説得の突破口になると思う。

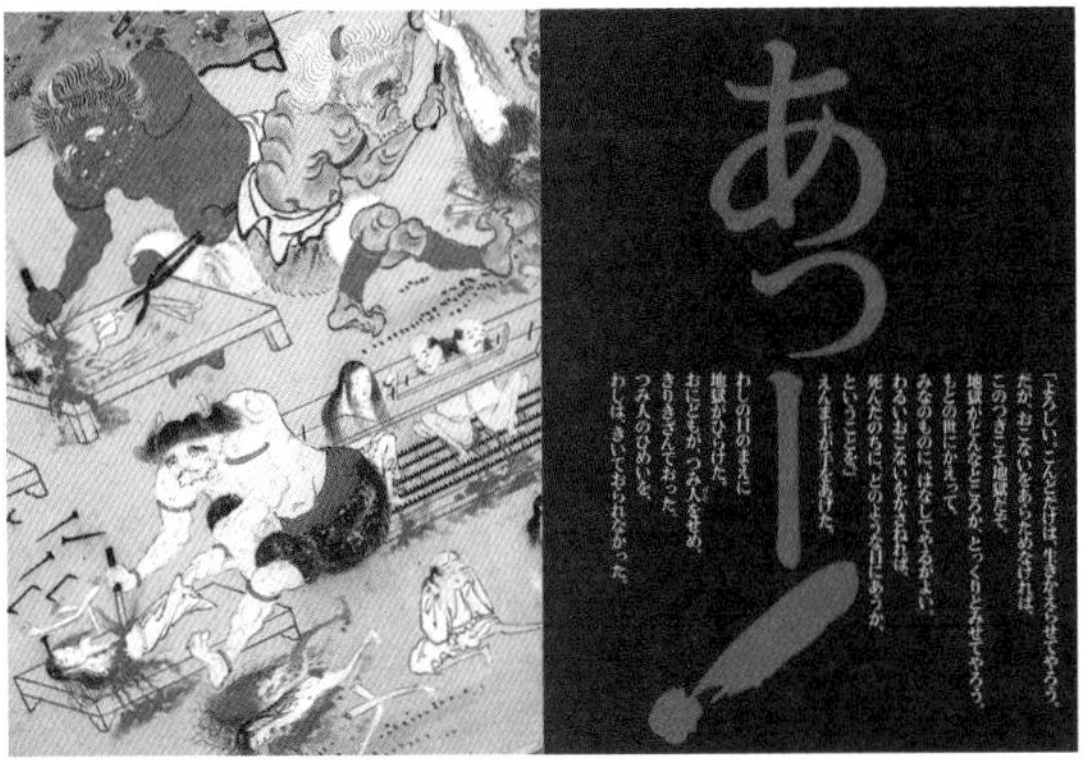

「悪いことをしたら、死後に閻魔《えんま》様の裁きを受けて、地獄に落ちて、未来永《えい》劫《ごう》の苦しみを味わうことになる。だから悪いことをしたらダメだよ」と口先だけ言ったって、多分、子供にはまったく響いていない。そこで、黙って絵本『地獄』を見せる。

https://www.amazon.co.jp/-/en/%E7%99%BD%E4%BB%81-%E6%88%90%E6%98%AD/dp/4892190950

百聞は一見にしかず。地獄の何たるかが、何よりも雄弁に伝わる。

この本、怖すぎて、**マジでトラウマになる子供もいる**という（笑）。やはり視覚的メッセージって強力だ。

子供に対してばかりじゃない。大人相手にも、この視覚に訴えるアプローチを使わない手はないと思うのよ。

「コロナワクチンで頭痛や筋肉痛が生じたり、熱が出たりすることもある。ベル麻痺《まひ》の後遺症が残ったり、凝固系に異常が生じて血栓ができたり、ときには死ぬことさえあるよ」と言ったって、「ふーん」で**終わり**だろう。

そこで、以下に挙げるような、コロナワクチン接種後に生じた皮膚症状を見せるといい。

本当のところ、コロナワクチンの後遺症で最も苦しいのは、言いようのないほどの倦怠《けんたい》感であったり、激しい筋肉痛や関節痛であったりする。「最も不快な主訴が皮膚症状」というケースはほとんどないんだけど、見た目のインパクトが強烈だから、コロナワクチンのやばさを啓蒙《けいもう》するのに有用だ。

『バージニア州の男性、J&J社製ワクチン接種後、重篤な副反応を呈す』

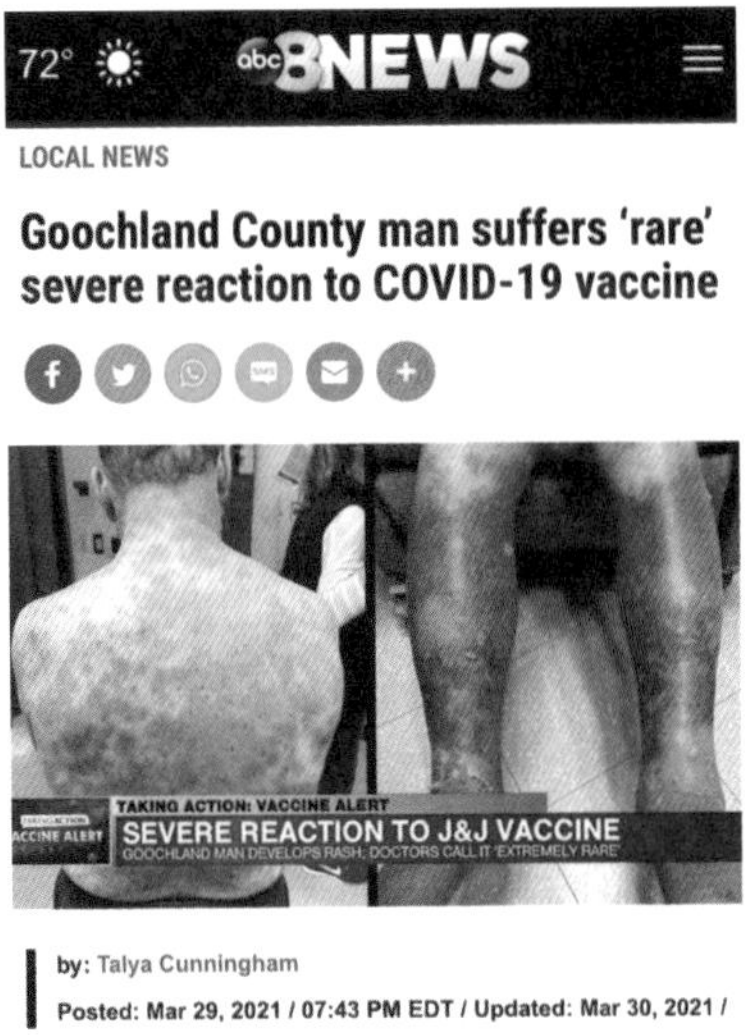
72°
abc 8NEWS
LOCAL NEWS
Goochland County man suffers 'rare' severe reaction to COVID-19 vaccine
TAKING ACTION: VACCINE ALERT
SEVERE REACTION TO J&J VACCINE
GOOCHLAND MAN DEVELOPS RASH; DOCTORS CALL IT 'EXTREMELY RARE'
by: Talya Cunningham
Posted: Mar 29, 2021 / 07:43 PM EDT / Updated: Mar 30, 2021 /

(3－1)

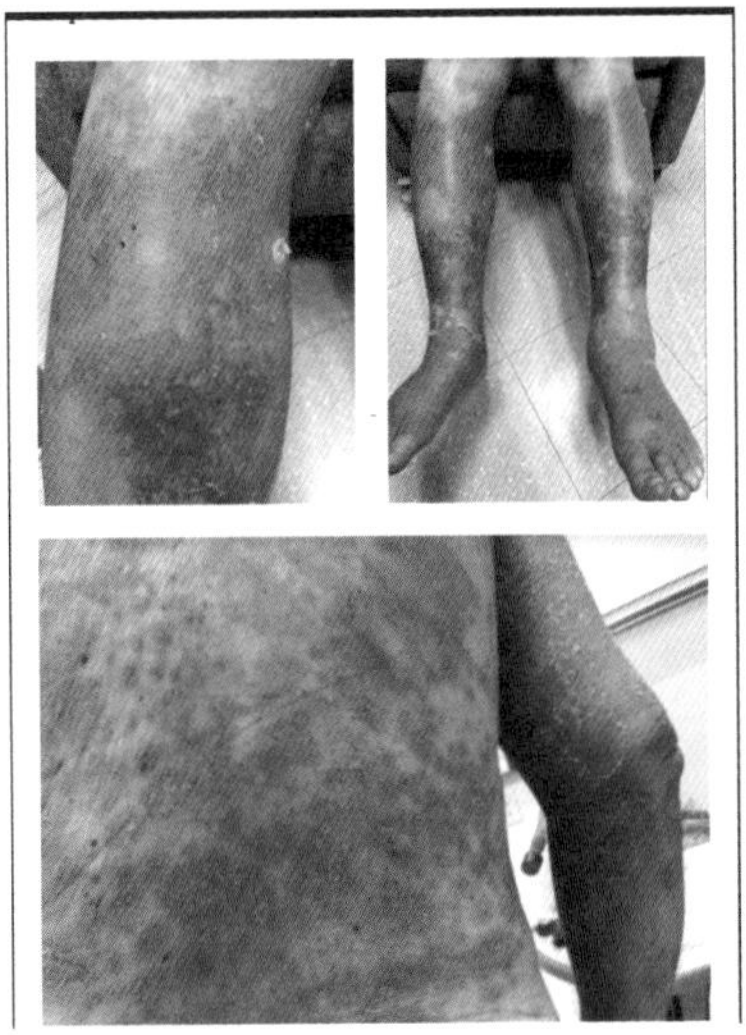

(3－2)

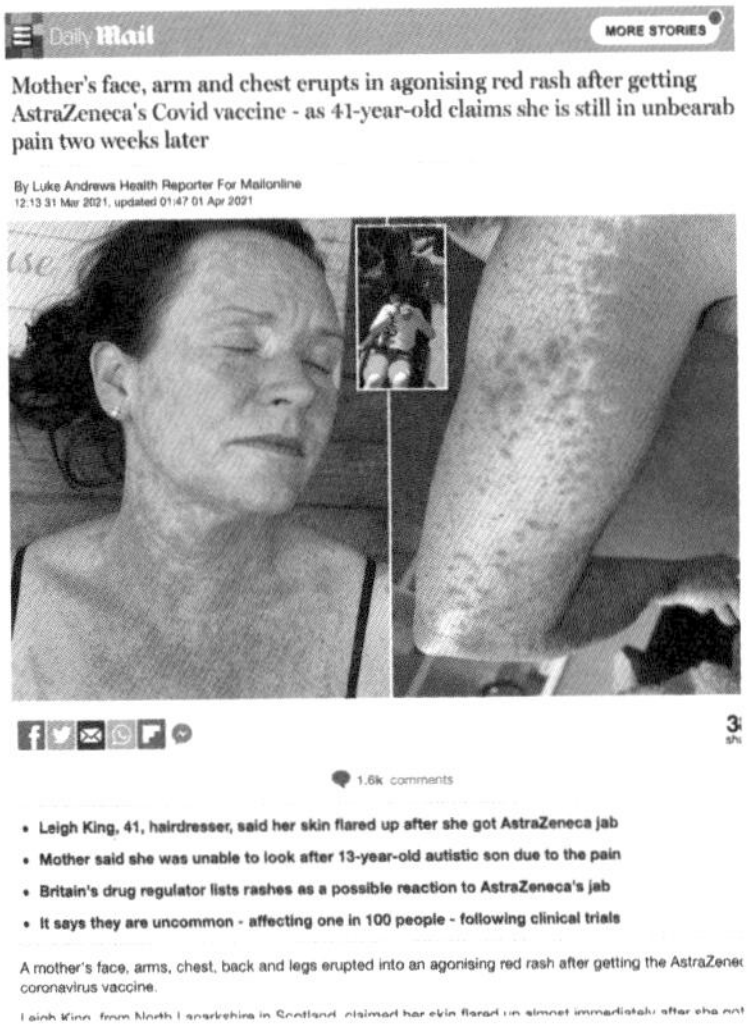
Daily Mail
MORE STORIES
Mother's face, arm and chest erupts in agonising red rash after getting AstraZeneca's Covid vaccine - as 41-year-old claims she is still in unbearab pain two weeks later
By Luke Andrews Health Reporter For Mailonline
12:13 31 Mar 2021, updated 01:47 01 Apr 2021
1.6k comments
• Leigh King, 41, hairdresser, said her skin flared up after she got AstraZeneca jab
• Mother said she was unable to look after 13-year-old autistic son due to the pain
• Britain's drug regulator lists rashes as a possible reaction to AstraZeneca's jab
• It says they are uncommon - affecting one in 100 people - following clinical trials
A mother's face, arms, chest, back and legs erupted into an agonising red rash after getting the AstraZene coronavirus vaccine.

(3－3)

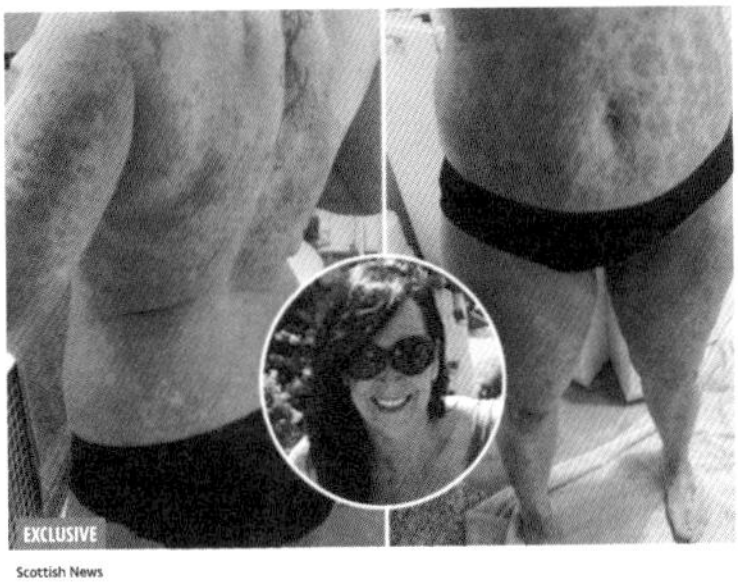
EXCLUSIVE
Scottish News

(3－4)

（3－1）（3－2）

『41歳女性、AZ社製ワクチン接種後、顔、腕、胸部などの赤い発疹。2週間経過後も耐え難い痛みが残存』（3－3）（3－4）

『AZ社製ワクチン接種後、胸部、腕に出現した皮下出血（後に死亡）』（3－5）（3－6）

『ファイザー社製ワクチン接種後、手掌に生じた血性の水疱』（3－7）

『1月6日にコロナワクチンを接種して12週経つが、蕁麻疹《じんましん》が慢性化し、治癒しない』（3－8）

『AZ社製ワクチン接種から2週間経過するが、顔、腹部、頭皮、手に出現

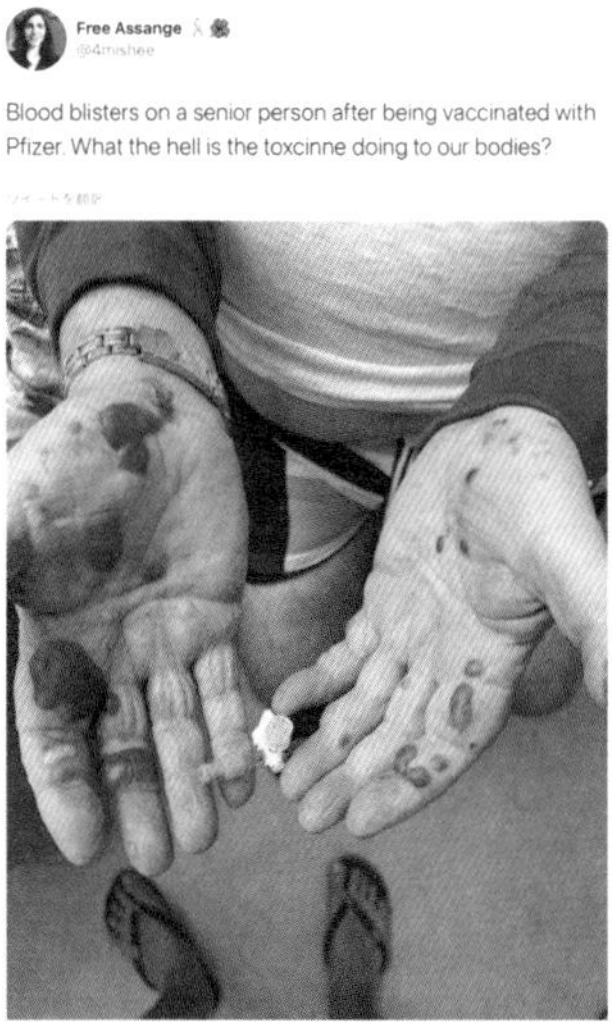
Free Assange
@4mishee
Blood blisters on a senior person after being vaccinated with Pfizer. What the hell is the toxcinne doing to our bodies?

（3－7）

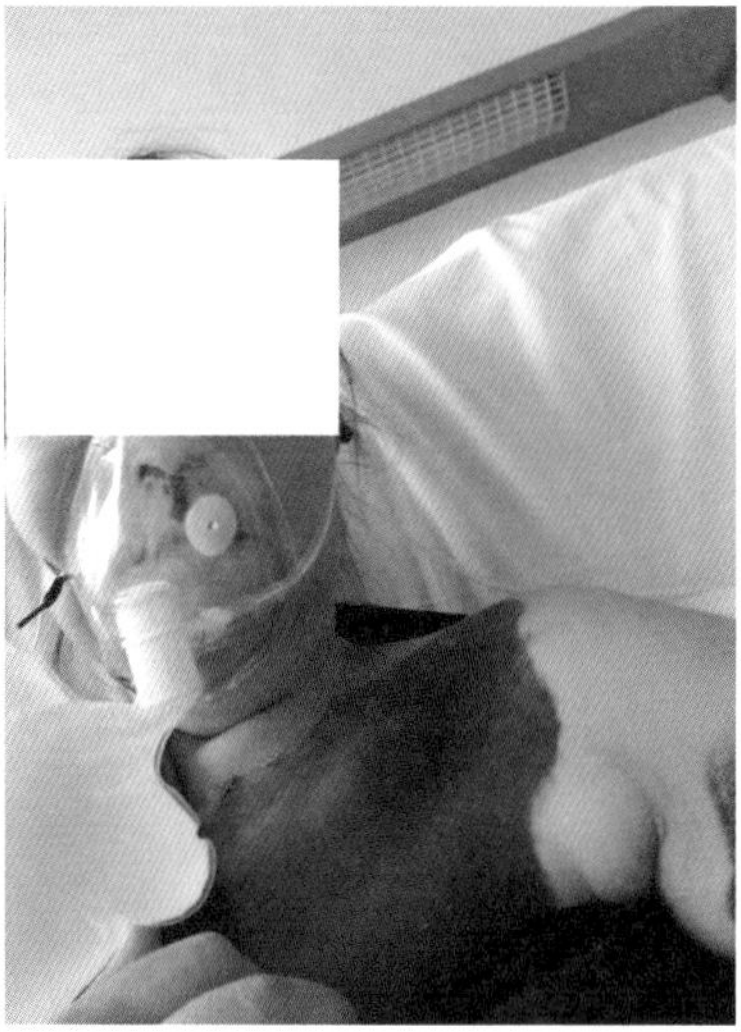

（3－5）

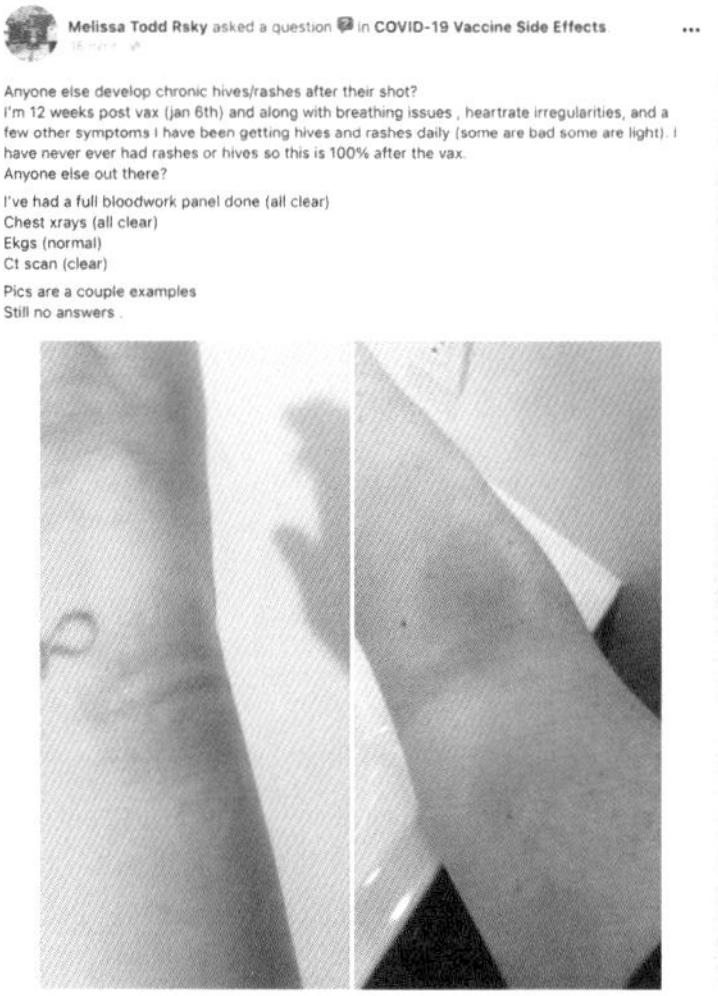
Melissa Todd Rsky asked a question in COVID-19 Vaccine Side Effects
Anyone else develop chronic hives/rashes after their shot?
I'm 12 weeks post vax (jan 6th) and along with breathing issues , heartrate irregularities, and a few other symptoms I have been getting hives and rashes daily (some are bad some are light). I have never ever had rashes or hives so this is 100% after the vax.
Anyone else out there?
I've had a full bloodwork panel done (all clear)
Chest xrays (all clear)
Ekgs (normal)
Ct scan (clear)
Pics are a couple examples
Still no answers .

（3－8）

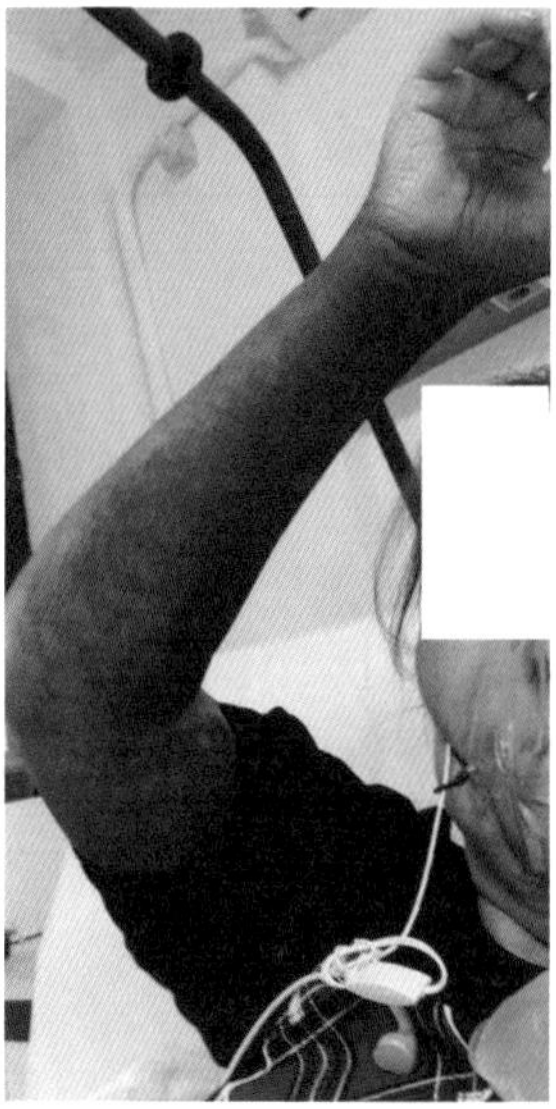

（3－6）

した皮膚症状が消えない』（3—9）

『ファイザー製ワクチン接種後に出現した皮膚症状』（3—10）

以下の画像については、アラビア語なので読めません（笑）。（3—11）（3—12）

美容意識に訴える、というのが案外女性には一番効くと思う。「ほら、コロナワクチンでこんなに肌が荒れるんだよ」（実際は「肌が荒れる」どころの話ではないが）と示してあげれば、コロナ脳のお母さんも、コロナワクチンの何たるかについて自分で考え始めるんじゃないかな。

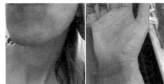

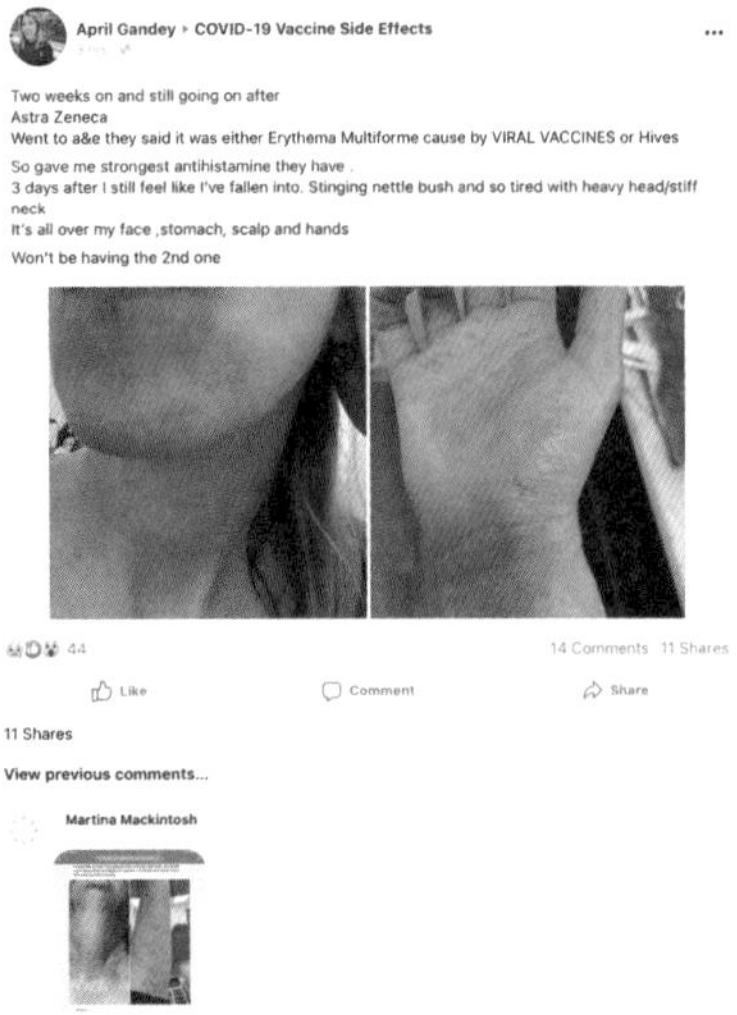

(3－9)

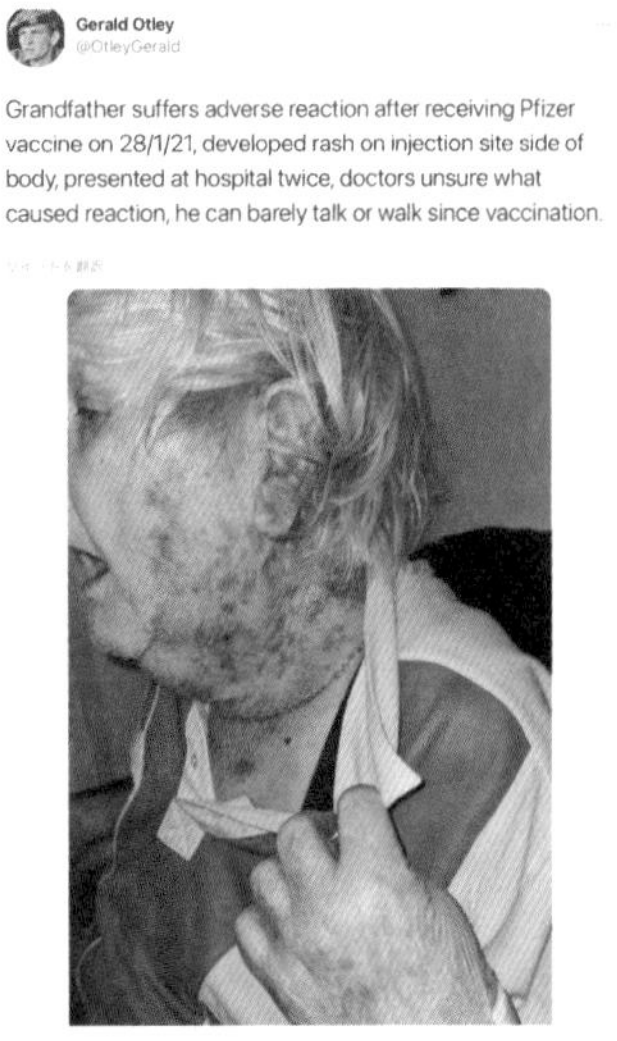

(3－10)

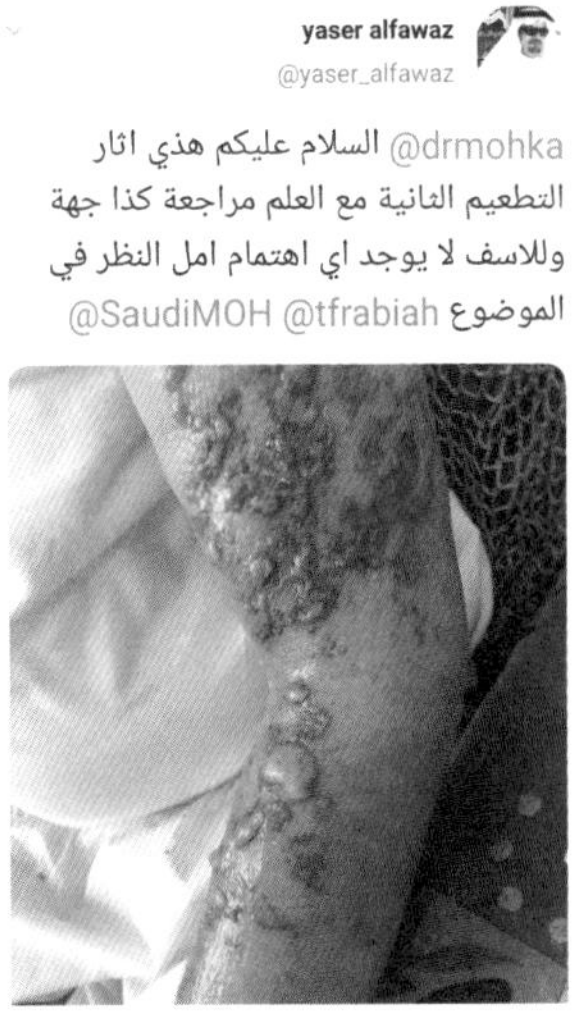

(3－11)

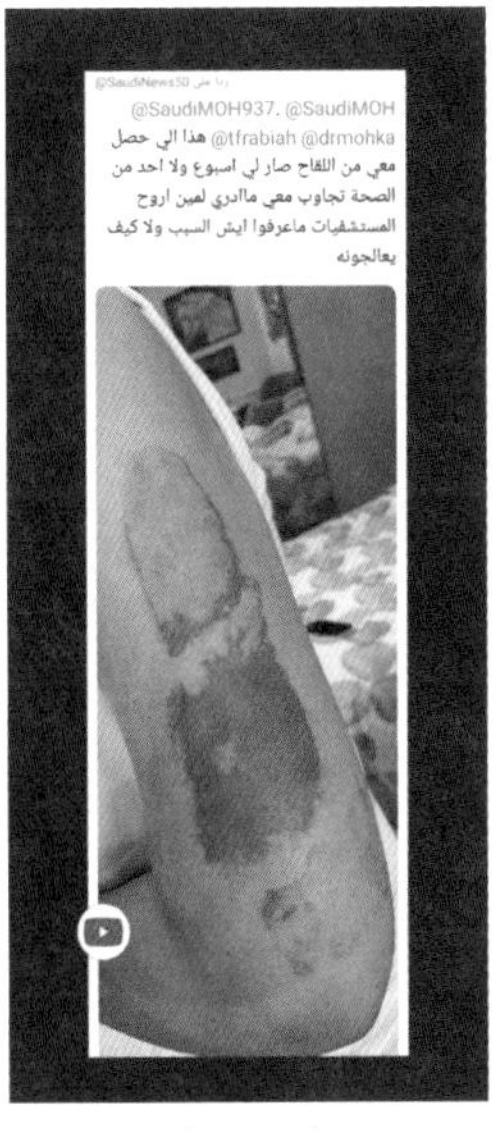

(3－12)

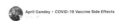

Chapter 4

コロナワクチンと皮膚症状2

2021/04/16

「ワクチンを打てば死にますよ」といきなり言われても、いまいち現実感がわかない。むしろ「ワクチン打つとお肌が荒れますよ」程度の表現にとどめておいたほうが「あら、そう。じゃあ打つの、やめとこうかしら」となったりする。

これは人間の不合理性とも言えるだろうけど、伝え方の問題でもある。

以前、コロナワクチンによる死亡症例を紹介した。メッセージとしては、要するに、「ワクチンを打てば死にますよ」ということである。しかし今回の記事では「死にますよ」とは言わない。こういう表現では、かえって現実感がわかない人もいるだろうから。

今回の記事で僕が伝える事実は、ごく控えめです。ただ**「ワクチンでお肌が荒れるかもしれないよ」**ということだけです。

百聞は一見にしかず。写真を直接ご覧いただこう。

I had my first Pfizer vaccine on 24/2/21. For 14 days after I was absolutely fine. However, on day 15 I became covered in a horrendous itchy rash. I was hospitalised, had skin biopsies taken and given various IV medications.
I am still very fatigued, sleeping on and off all day, night sweats, pain everywhere and feel very unwell. I will not be having my 2nd Pfizer in May.

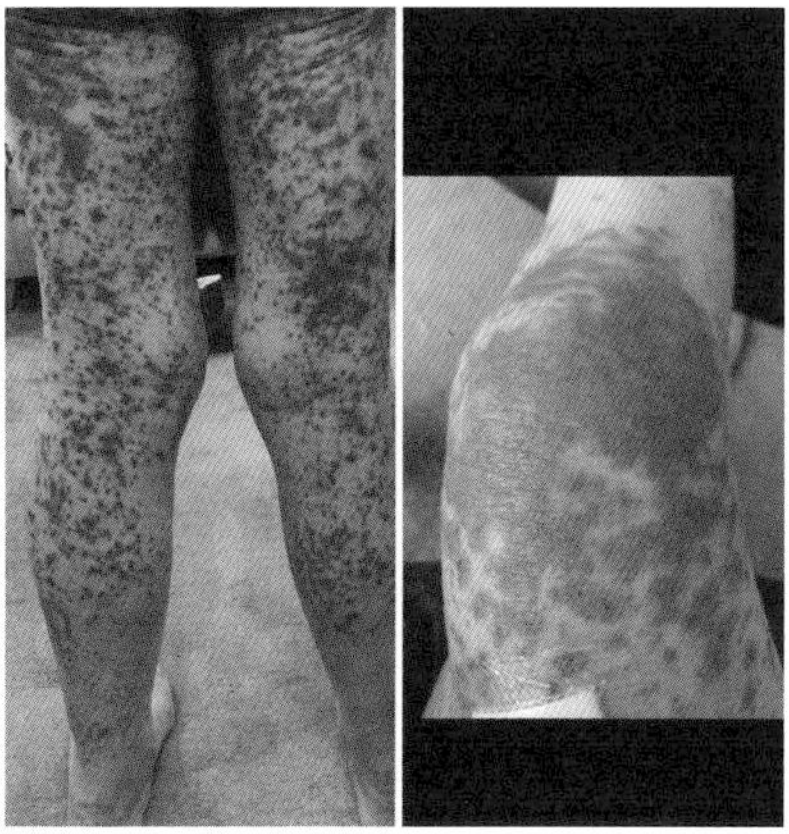

（4－1）

「2021年2月24日にファイザー製コロナワクチンを初めて受けました。接種後14日間は、何一つ問題ありませんでした。しかし15日目、かゆみを伴うすさまじい発疹が全身にできました。入院となり、皮膚生検を受け、様々な薬剤を静脈投与されました。今もまだひどい疲労感があり、一日中断続的に眠っています。寝汗がひどく、体のあちこちが痛み、体調は最悪です。５月のファイザーワクチン２回目の接種は受けないつもりです」

（4－1）

Doctor/Nurse friends help! I'm 100% positive this severe allergic reaction is from the Johnson & Johnson vaccine, it's started 3 days after I received it. Yesterday was REALLY bad and then I woke up with it all over my legs, torso, arms and face this morning. I'm on steroids, Benadryl and Pepcid. It's been a pretty awful experience, 2 hospitals and an urgent care in one day. I'm terrified my skin is going to peel off like that 74 year old man with the same allergic reaction. 😟😱😱😩

Edit: This is not meant to scare anyone away from getting vaxxed, this is my rare reaction.

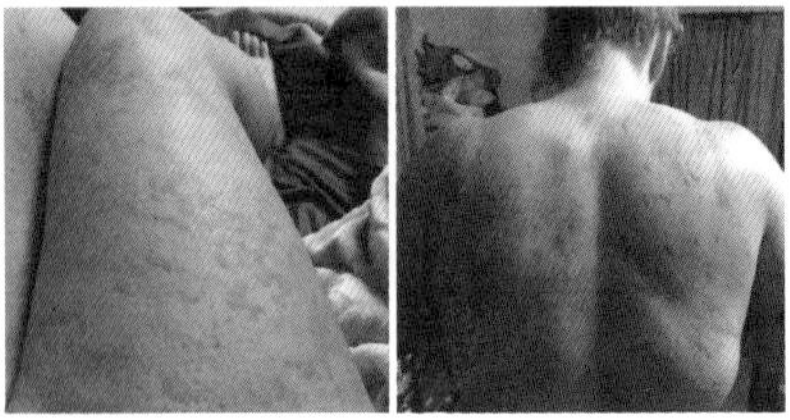

（4－2）

「医者か看護師の方、助けてください！　このひどいアレルギー反応はＪ＆Ｊ社製ワクチンが原因だと私は１００％確信しています。ワクチンを受けた３日後に生じました。きのうは本当にひどかったし、今朝起きると、足、胴体、腕、顔など、全身に発疹が出ていました。ステロイド、ベナドリル（抗ヒスタミン薬）、ファモチジン（抗ヒスタミン薬）を飲んでいます。ほんとうにひどい経験です。1日に2件の病院、さらに救急病院にも行きましたから。同じようなアレルギー反応を生じていた74歳の男性みたいに、私の皮膚もはがれてしまわないかと心配しています。

追記：怖がらせてワクチンを受けさせまいとしてこの投稿をしたのではありません。私に稀《まれ》ながらこういう反応が起こったよ、ってことが言いたかっただけです」（4－2）

「本日受診予定の私の患者ですが、2週間前にファイザー製ワクチンを打ち、今日ひどい発熱と発疹を生じているということで、今日の予約を今しがたキャンセルされました。『もう2回目は受けない』と言っています」（4－3）

「モデルナ社製ワクチンの2回目接種後にこんなふうになった人はいます

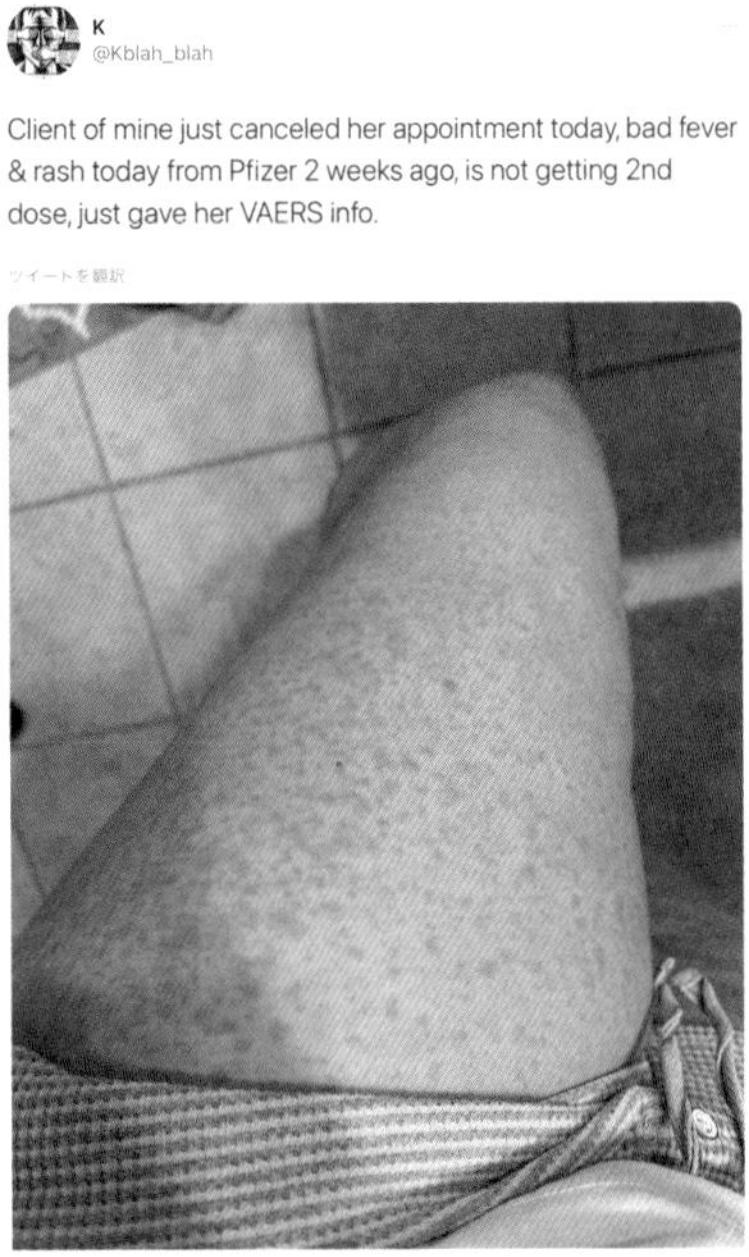

（4－3）

か？　接種の2日後に出てきて、今もますますひどくなっています。食事も環境も何一つ変えていません。怖くて狂いそうです。驚かせるような写真をアップしちゃってごめんなさい」（4－4）

「モデルナ製ワクチンの発疹が出て4日目（接種から14日後）」（4－5）

「友人の姉が人体実験コロナワクチンの1回目を受けた後の画像がこれ。フ

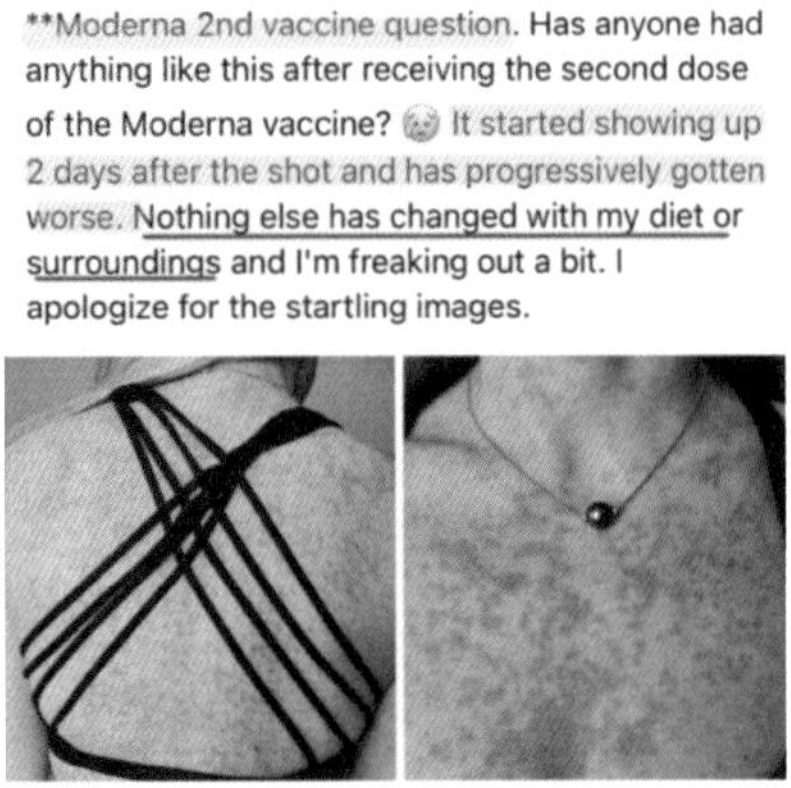

（4－4）

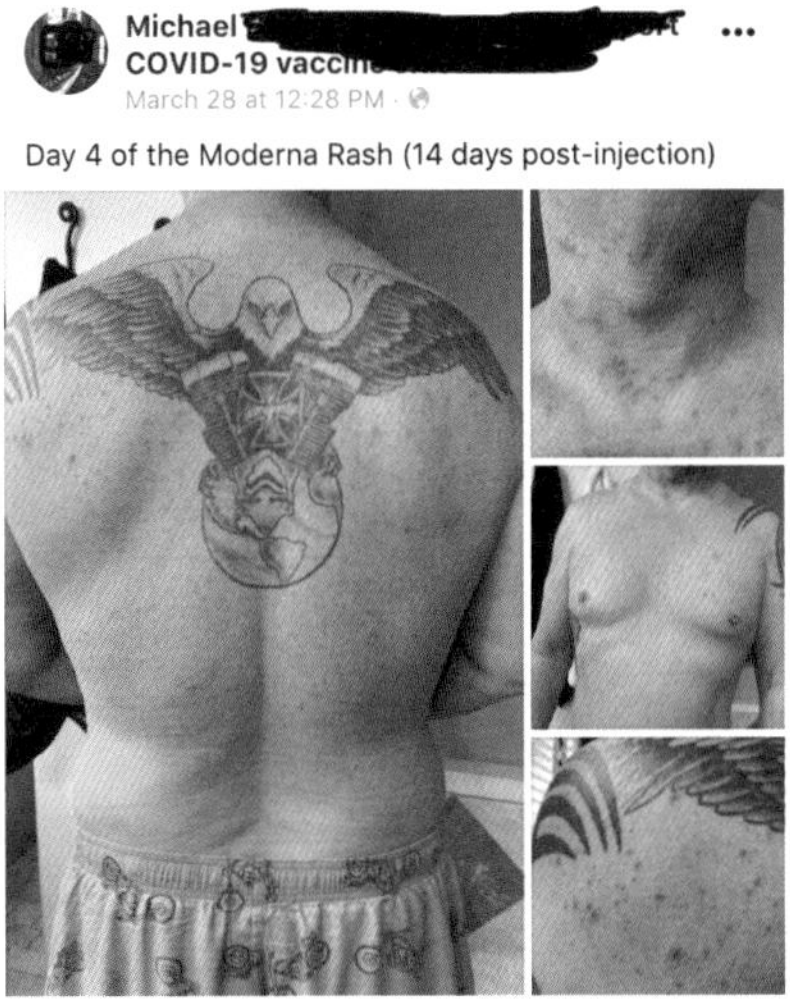

（4－5）

アイザー製かモデルナ製か、不明です。どちら製かわかれば、投稿を編集します。ワクチンを接種した側の腕でこんなふうになりました。2回目を打つ気はないようです」（4－6）

見た感じ、**静脈瘤《りゅう》**かな。

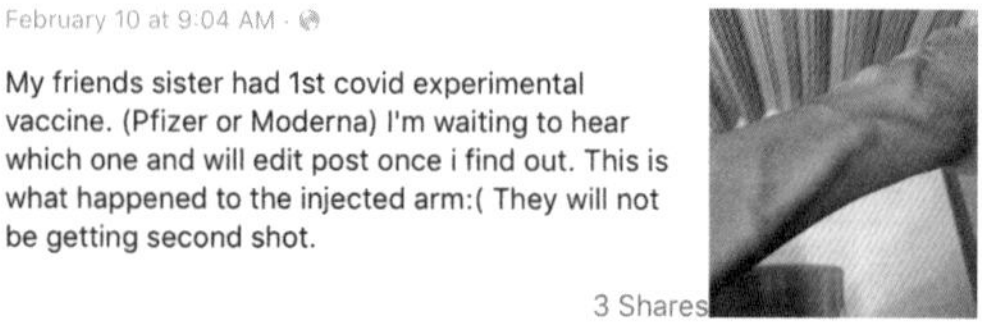
February 10 at 9:04 AM ·
My friends sister had 1st covid experimental vaccine. (Pfizer or Moderna) I'm waiting to hear which one and will edit post once i find out. This is what happened to the injected arm:(They will not be getting second shot.
3 Shares

（4－6）

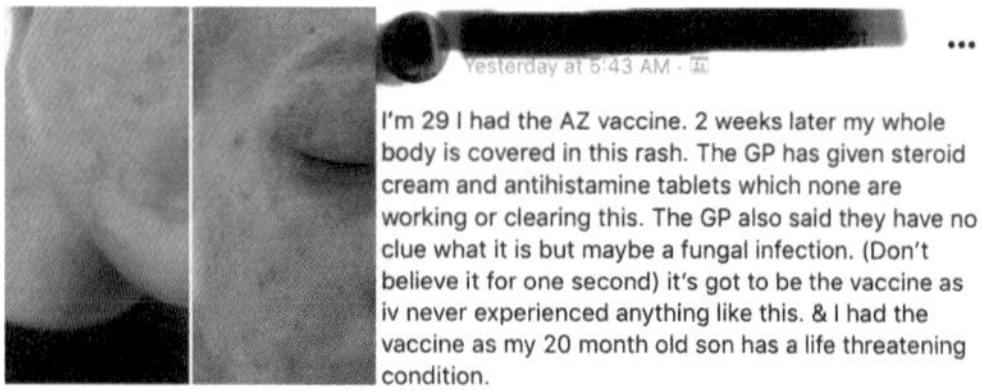

Yesterday at 5:43 AM ·
I'm 29 I had the AZ vaccine. 2 weeks later my whole body is covered in this rash. The GP has given steroid cream and antihistamine tablets which none are working or clearing this. The GP also said they have no clue what it is but maybe a fungal infection. (Don't believe it for one second) it's got to be the vaccine as iv never experienced anything like this. & I had the vaccine as my 20 month old son has a life threatening condition.

（4－7）

「29歳女性です。ＡＺ社製ワクチンを受けました。その2週間後、全身が発疹に覆われました。医者からステロイド軟膏《なんこう》と抗ヒスタミン錠を処方されましたが、まったく効きません。

その医者は『どういう症状かはわからないが、真菌感染症かもしれない』とも言っていました（1ミリたりとも信じられない）。ワクチンが関係していないはずがありません。こんな発疹は生まれて初めてのことですから。

私には生後20か月の息子がいて、彼が今、命の危険がある状況なんですね。

だから私、このワクチンを受けたんです」（4－7）

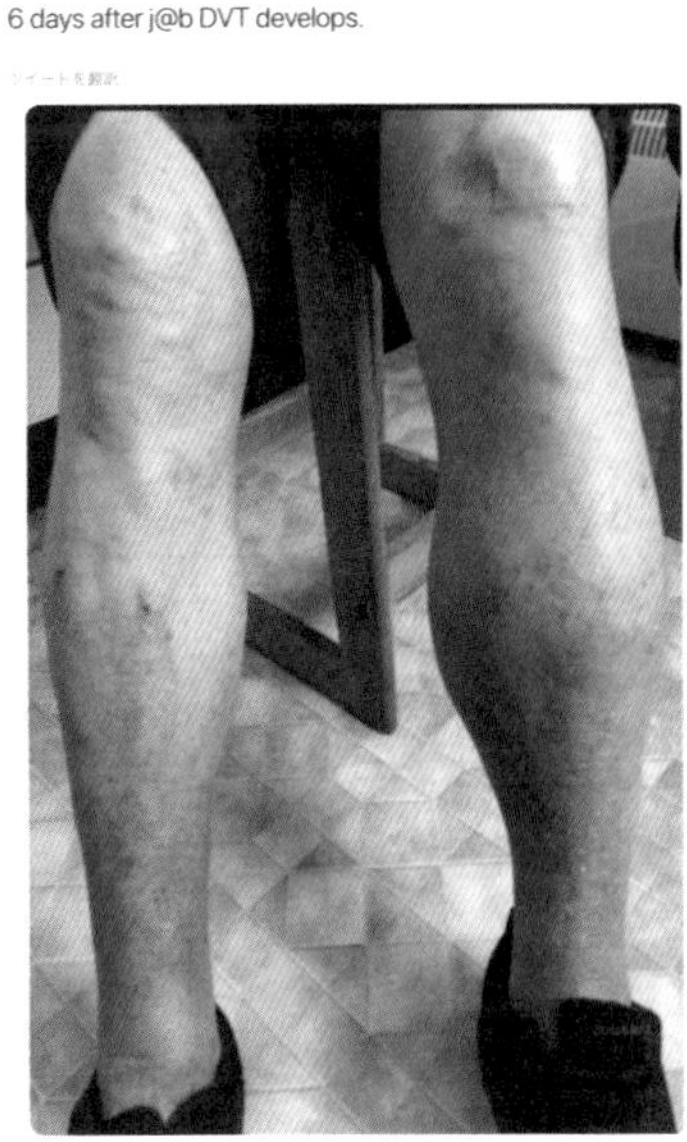
6 days after j@b DVT develops.

（4－8）

ワクチン接種6日後。

深部静脈血栓症を発症。**（4－8）**

「発疹が広がっています。38・9度の発熱もあって、抗生剤を飲む予定です。

　私の母が体調を崩していて、高齢者施設に連れていく母にコロナをうつさないように、と思って、私はコロナワクチンを受けました。

　母は2回目のワクチンを受けました。その2週間後、母は腎不全になりました。それまで健康に何も問題なかったのに。今後は一生透析になると思います。私の腕は燃えるように熱いです」**（4－9）**

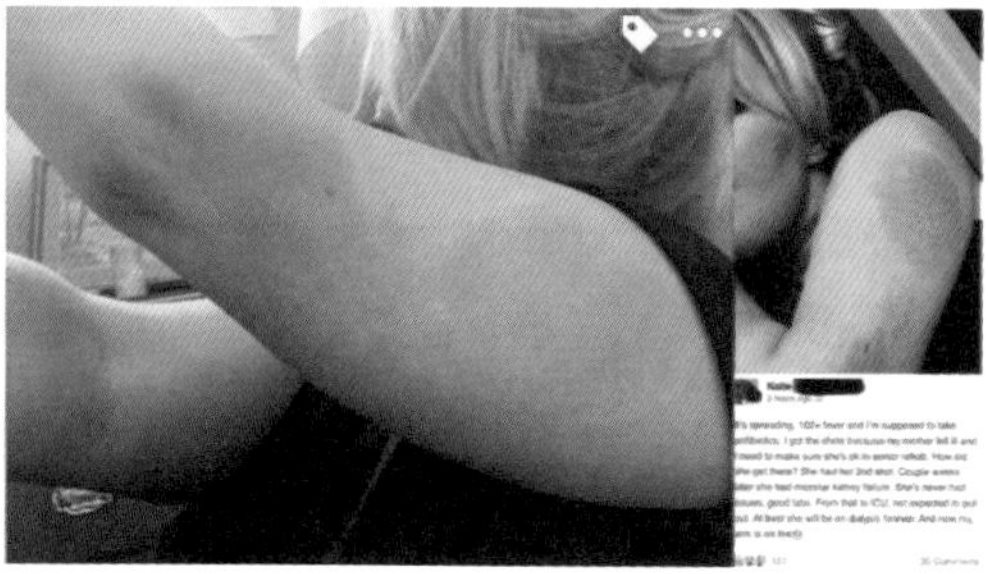

（4－9）

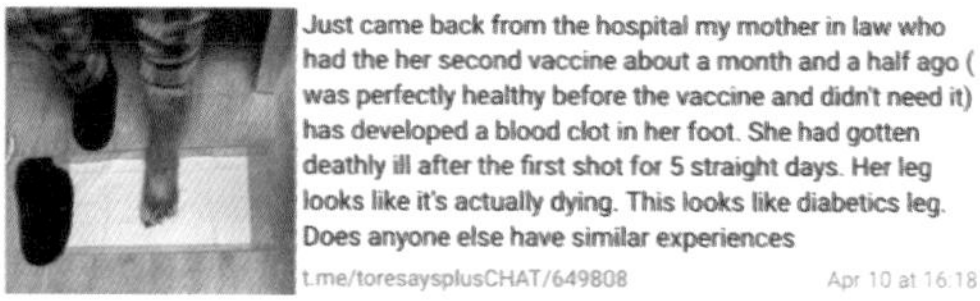
Just came back from the hospital my mother in law who had the her second vaccine about a month and a half ago (was perfectly healthy before the vaccine and didn't need it) has developed a blood clot in her foot. She had gotten deathly ill after the first shot for 5 straight days. Her leg looks like it's actually dying. This looks like diabetics leg. Does anyone else have similar experiences
t.me/toresaysplusCHAT/649808
Apr 10 at 16:18

（4－10）

「今ちょうど病院から帰ってきたところです。1か月半前、義母は2回目のワクチン接種を受けました。ワクチンを受ける前は健康そのもので、そもそもこんなワクチンは必要ありませんでした。義母は足に血栓を生じました。初回接種後5日間、死ぬほど調子が悪くて、足が本当に**壊死しているようで、糖尿病患者の足みたい**です。誰かこういう経験をした人はいますか？」（4－10）

（4－11）

モデルナワクチン接種後8日目。接種部位に出現した掻痒《そうよう》感のある発赤。

（4―12）

AZワクチン接種後7時間。（4―13）

右眼瞼《がんけん》に重度の**浮腫**。（4―14）

（4―15）

「友人がコロナワクチンを受けたのですが、接種部位に赤いシミのような症状が出ました。他に同じような症状が出た人はいませんか？」（4―16）

「ファイザー製ワクチンを受けて1時間もしないうちに、手が熱に対してものすごく敏感になりました。冷たくチクチクする感覚が5日ほど続きました。両手に触れると熱感のある発疹もできました。19日経ちますが、この発疹はまだ消えません。触れると熱く燃えるような感じがします」（4―17）

7 hours after his Astrazeneca vaxx.

ツイートを翻訳

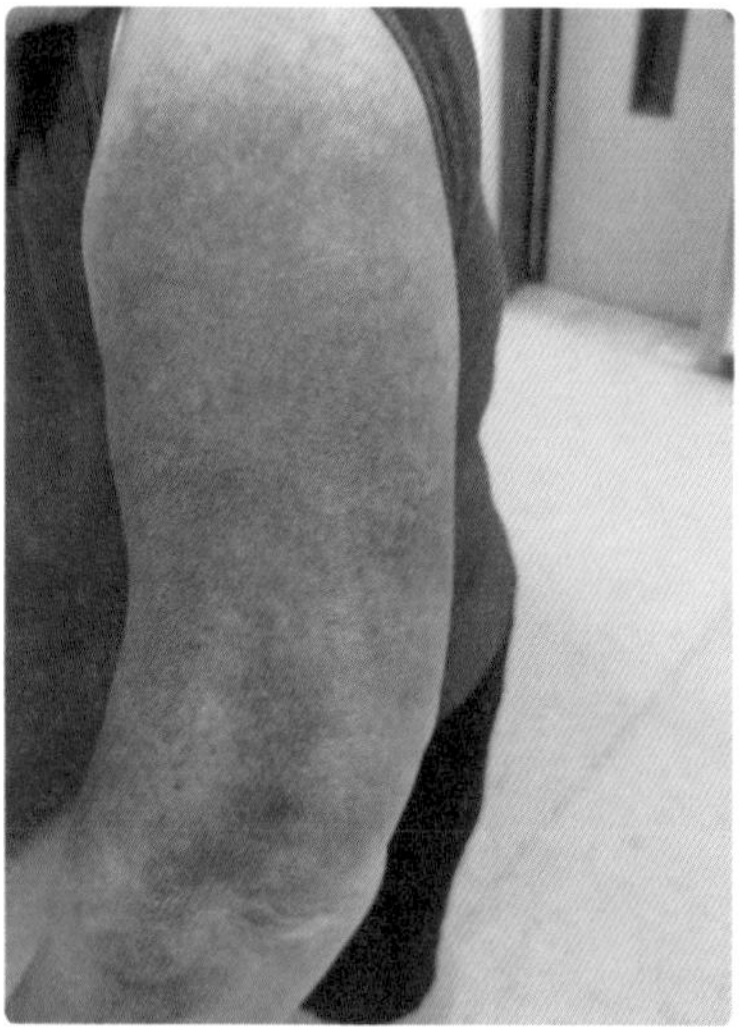

（4－13）

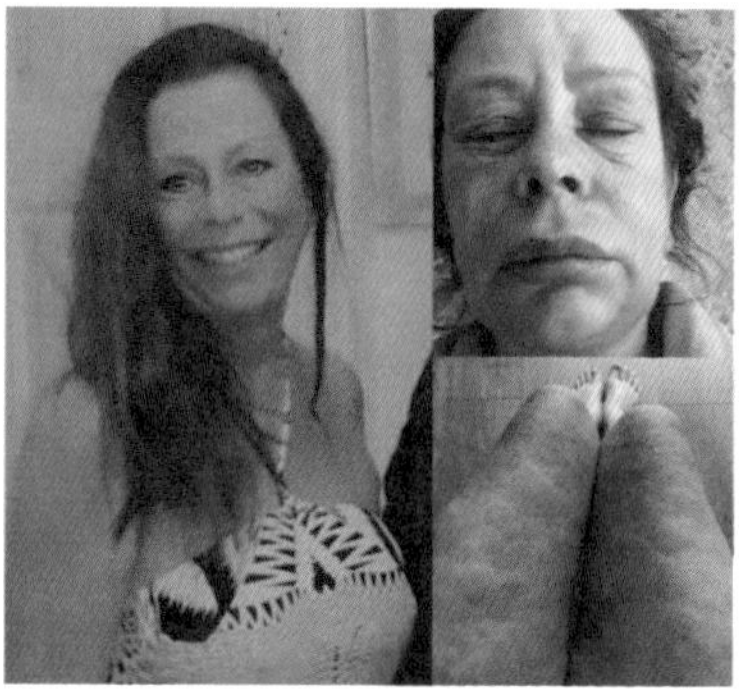

（4－11）

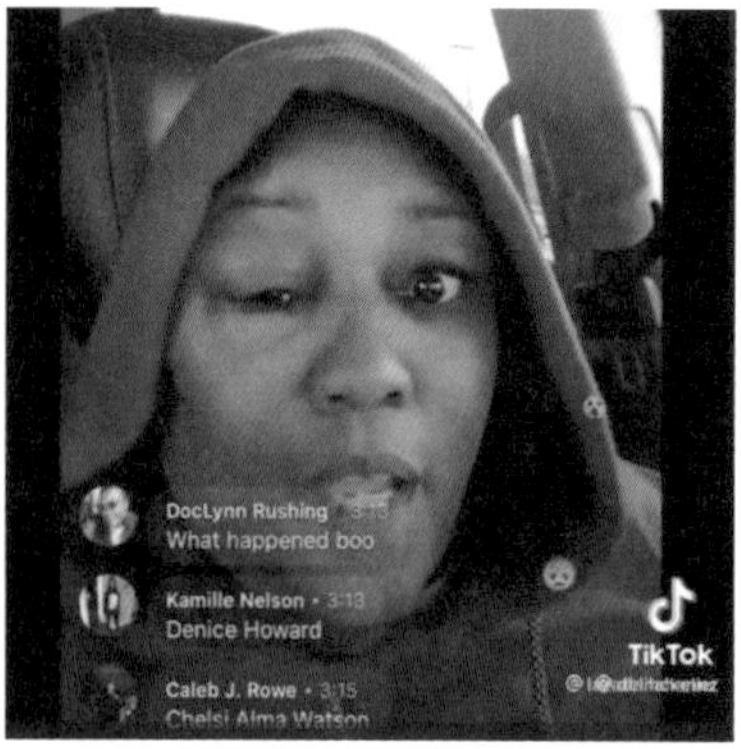

（4－14）

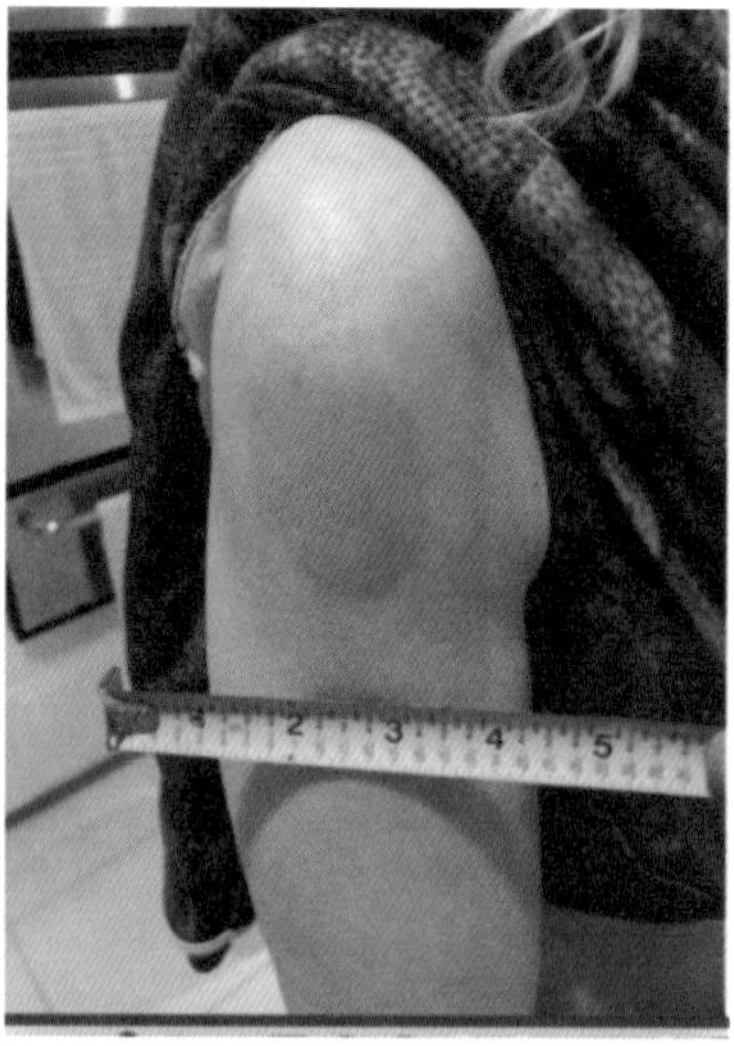

On day 8 after the Moderna shot, a red and itchy lesion appeared at the injection site.
Source: Chris Gilbert, MD, PhD

（4－12）

Roni-Sue Ellis-Myles ▸ **COVID-19 Vaccine Side Effects**

Within an hour after getting the pfizer Covid-19 vaccine my hands were extremely sensitive to heat and they had a cold tingling sensation that lasted for about 5 days. I also developed a rash on both hands that is hot to the touch. It has been 19 days today and I still have the rash and is hot to the touch with a burning sensation.

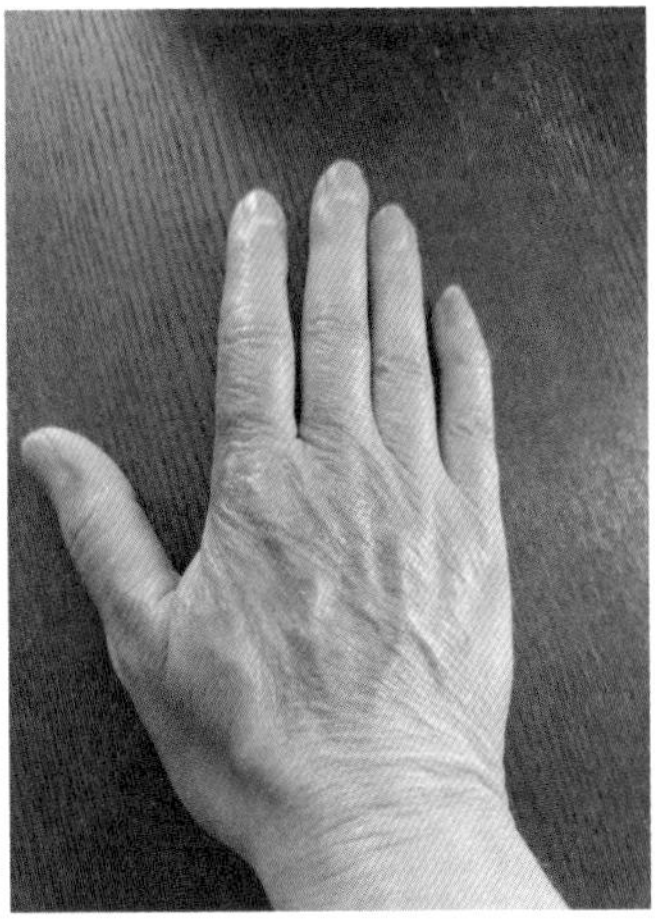

（4－17）

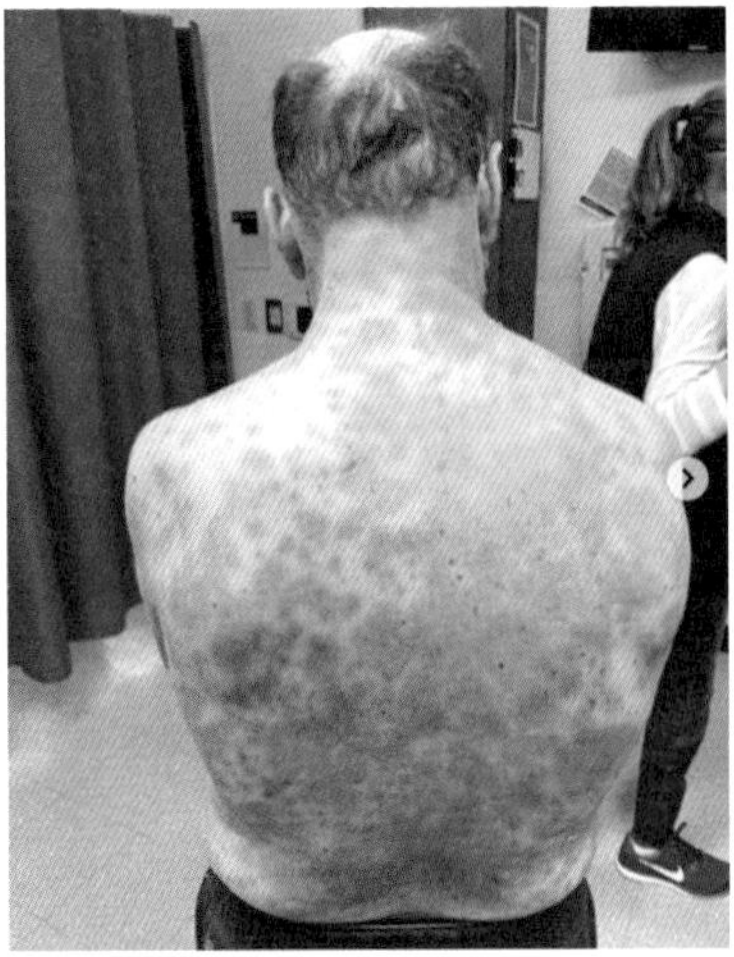

COVID-19 vaccines go through many tests for safety and effectiveness before they're approved. (Source: World Health Organization)

（4－15）

leannemac
@leannemac4

My brothers skin. Just happened after his 2nd AZ jab.

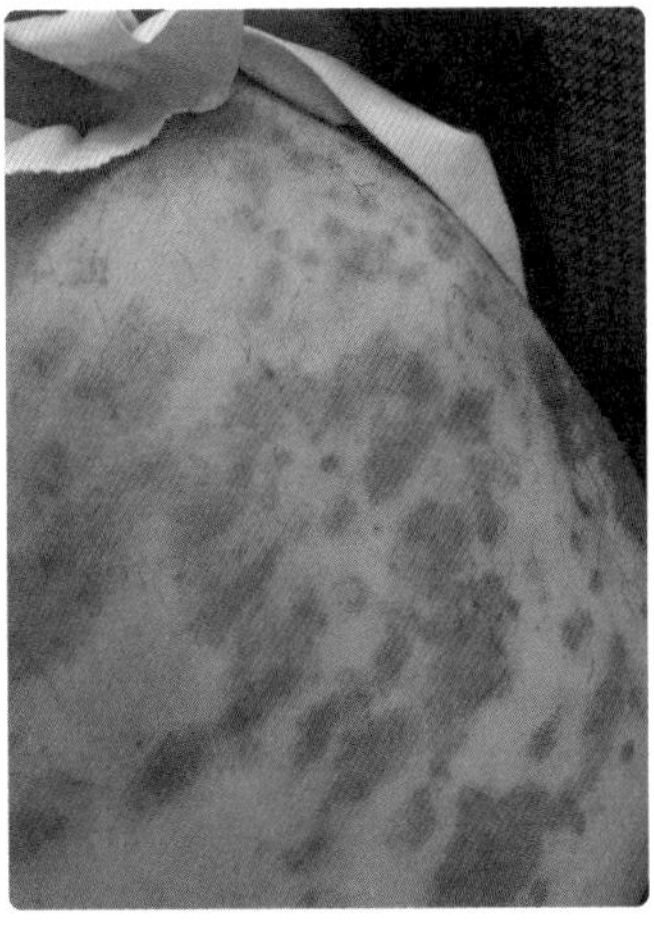

（4－18）

Sharnee Gilchrist asked a question in **COVID-19 Vaccine Side Effects**.

My mate got the vaccination and the red mark is where she got it has this happened to anyone else and what should she do she got it Monday or Tuesday

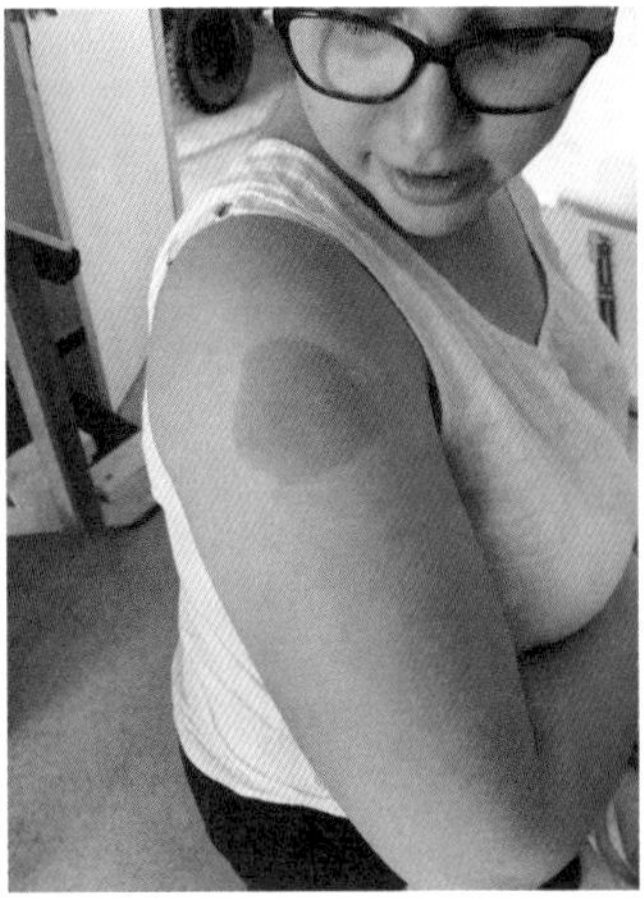

（4－16）

兄の皮膚症状。AZ社製ワクチン2回目接種後に発症。（4－18）

2021年4月12日モデルナ社製ワクチンを接種。（4－19）

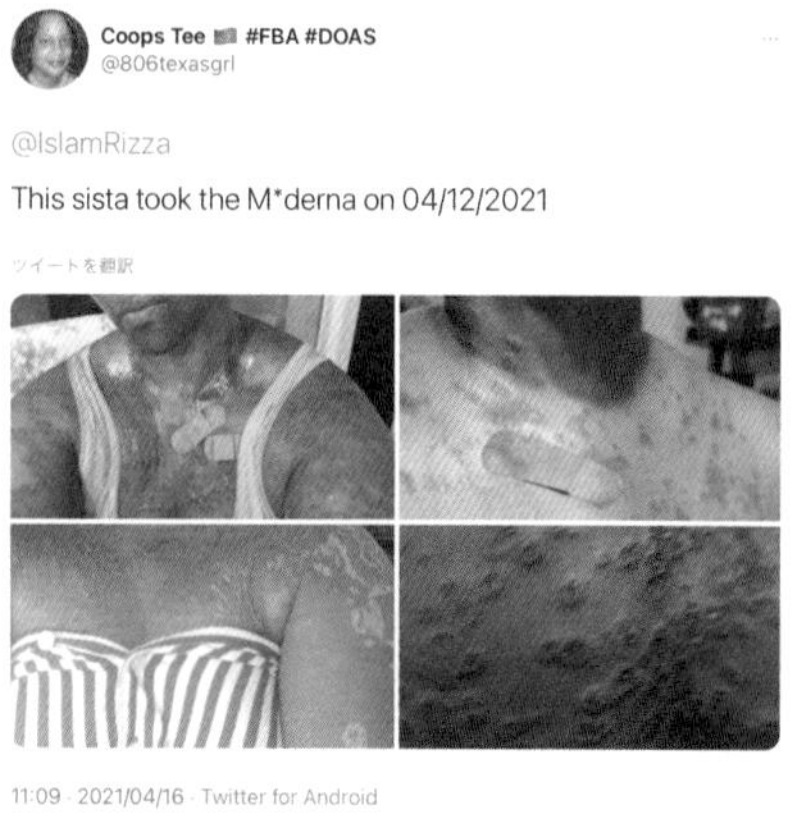
Coops Tee #FBA #DOAS
@806texasgrl
@IslamRizza
This sista took the M*derna on 04/12/2021
ツイートを翻訳
11:09 · 2021/04/16 · Twitter for Android

（4－19）

中国 「ワクチン打って死んだ」デマ流したとして女拘束

4/21(水) 1:37 配信 85 TBS NEWS

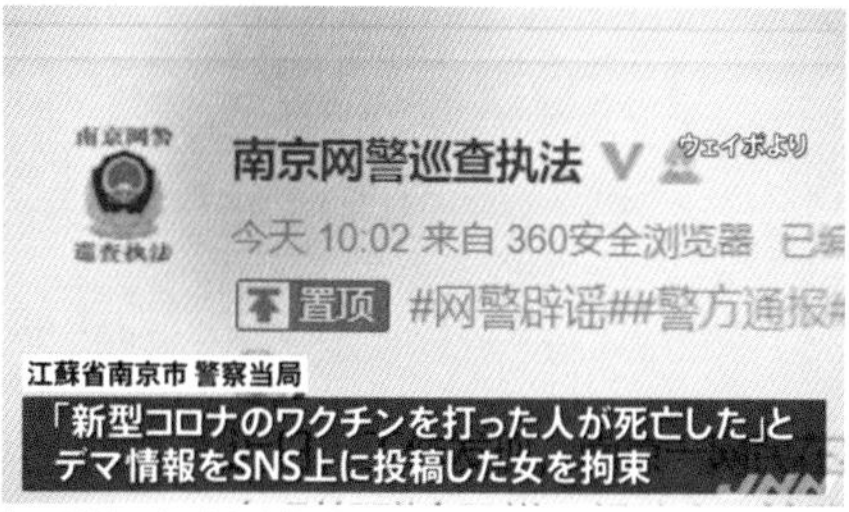

中国・南京市で、「新型コロナウイルスのワクチンを打った人が死亡した」というデマを流したとして女が拘束されました。

江蘇省南京市の警察当局によりますと、女は「新型コロナのワクチンを打った人が死亡した」というデマの情報をＳＮＳ上に投稿し、拘束されました。女は自らもワクチンを接種する予定だったということですが、ネットユーザーの関心を引くためにデマを流した疑いが持たれています。

中国では新型コロナワクチンの接種が推進されていて、１９日までにおよそ２億回分の接種が終わったということです。一方で、中国産ワクチンの提供を受けている一部の国では有効性が低いとのデータも出ていて、中国はワクチンをめぐる言論にも神経を尖らせています。（20日23:57）

Chapter 5

ワクチンによる管理社会

2021/04/22

「コロナワクチンを打った人が死亡した」

　ＳＮＳに投稿した人がデマを流した容疑で拘束されたという。なぜデマだと断定するのだろう。コロナワクチンに限らず、ワクチンの成分に対しアナフィラキシー反応を示す人は珍しくない。

死亡することもあり得る。

なぜデマだと断定できるのか？

コロナの嘘を見抜いている人にとっては、このニュースの本当の意味は明らかだ。それは、**「警告」であり「見せしめ」である。**

身近な人が接種直後に実際に亡くなったとしても、もはやうかつに投稿できない。当局から拘束される可能性を思うと、誰しも躊躇《ちゅうちょ》するだろう。

中国ではすでに2億本のコロナワクチンが打たれたという。コロナのデタラメ、ワクチンの危険性について気付いている人も多くいたはずだが、大規模な抗議集会が起こったという話は聞かない。なぜだと思いますか？

日本と同様、中国でもコロナワクチンの接種案内が届く。いつ、どこの接種会場に行くように、という指示が書いてあるんだけど、これを無視していると、警察が来て会場に強制的に連行され、受けさせられる。「私は打ちません」なんて主張する余地がない。

文化大革命で40万人の死者（当局発表。実際には2千万人とも言われる）を出した国である。当局の意に染まない反乱分子の意見など、聞く耳を持たない。うるさい奴は殺せば早い。

中国人は当局のこういう体質をよくわかっているから、あえて反抗したりはしない。

声を上げれば殺される。だから、声を上げない。それだけの話である。

「ワクチン打って丸く収まるなら、おとなしく打っておこう」それですみやかに2億本の接種が完了したわけだ。

中国に比べれば、欧米や日本はまだしもマシだと思える。一応、表現の自由や思想の自由などの基本的人権が機能しているおかげで、僕みたいな情報発信をしていても、警察にしょっ引かれることはない。少なくとも今のところは。

でも今後はわからない。中国の存在感は年々増している。尖閣《せんかく》や台湾などをきっかけにいつ戦争が起こってもおかしくない。アメリカが本気で日本を守るはずがないのだから、何十年後には日本は中国の領土になっているかも

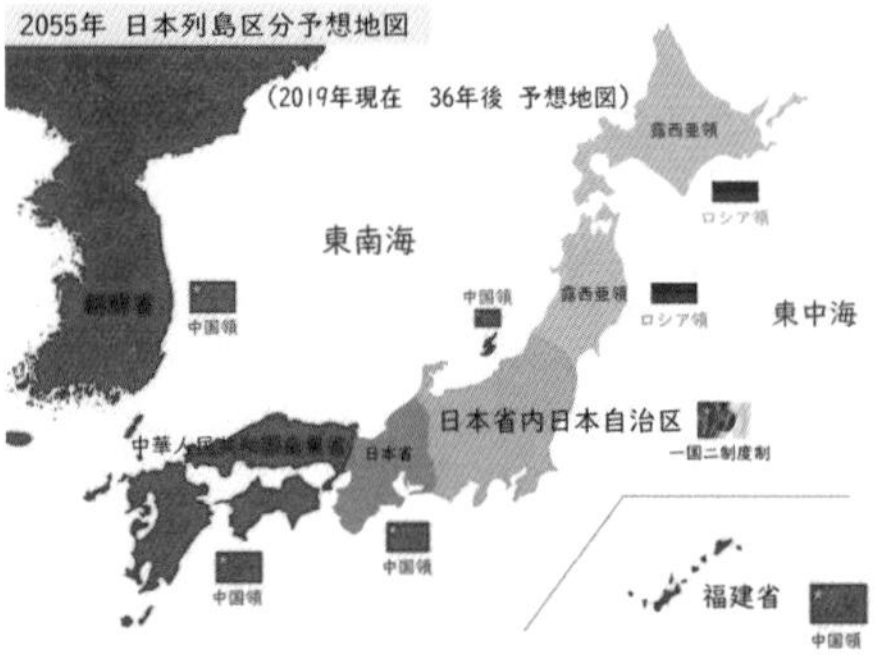
2055年　日本列島区分予想地図
（2019年現在　36年後　予想地図）
露西亜領
ロシア領
東南海
中国領
露西亜領
ロシア領
東中海
中国領
日本省内日本自治区
一国二制度制
日本省
中国領
中国領
福建省
中国領

しれない。そうなれば、反ワクチンもへったくれもないだろう。

すでに多くの人が警告しているように、コロナワクチン接種者が過半数を超えたあたりから、ワクチンによる超管理社会が始まります。

まず、海外旅行するにはワクチン接種が不可欠になる。これが飛行機だけでなく、次第に公共交通機関（バス、電車など）にも拡大される。

食事については、まずは外食ができなくなる。

「当レストランではワクチン未接種の方はご予約できません」（5－1）

次に、スーパーなどで買い物するときにもワクチンパスポートの提示が求められる。

「ワクチン未接種の方にはお売りできません」（5－2）

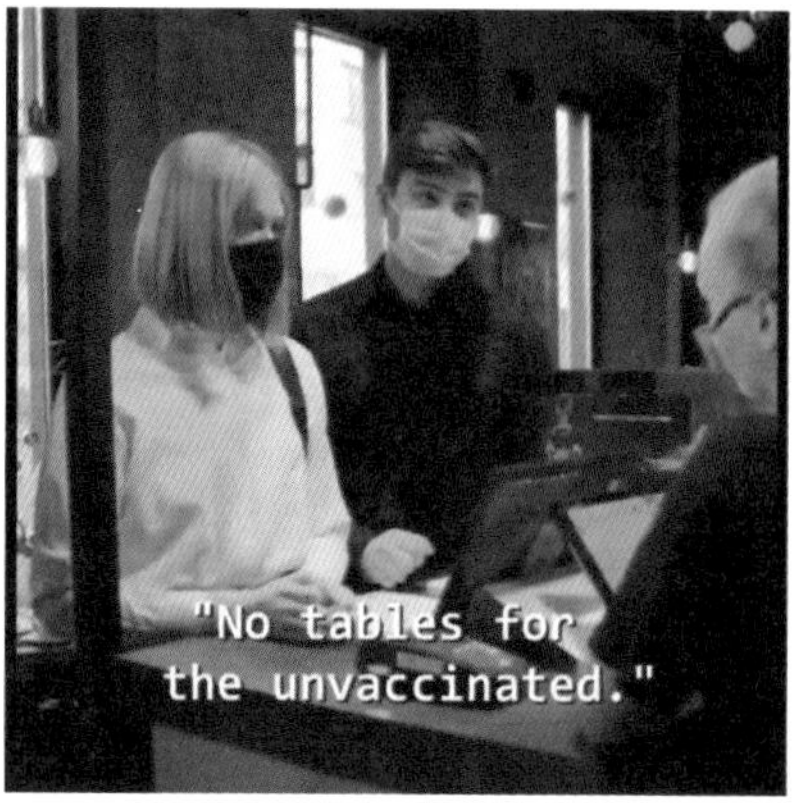
"No tables for
the unvaccinated."
（5－1）

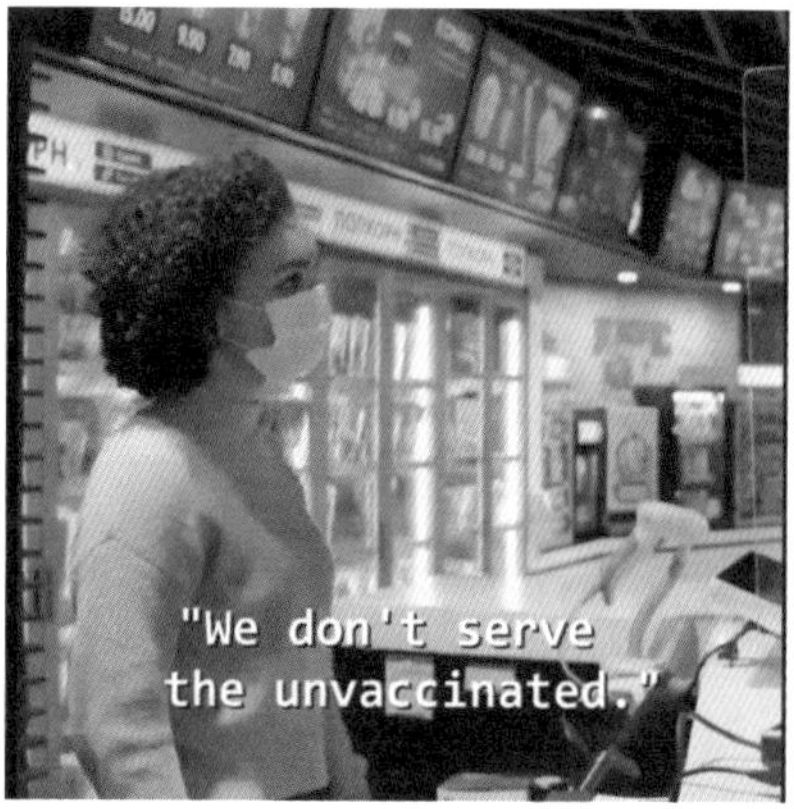
"We don't serve
the unvaccinated."
（5－2）

ワクチンを打たないと、食材の買い出しができなくなるわけだ。家族全員がワクチンを打ちたくない家庭でも、少なくとも一人は買い出し担当としてワクチンを打たないといけなくなる。ここに目を付けたためざとい業者が「ワクチン忌避者のための買い物代行」なんていうサービスを開始するかもしれない（笑）。

それから、すでにファイザーのトップやネタニヤフが公言してるけど、ワクチンは追加接種が必要になる。

「Orlaさん。あなたのワクチンパスポートによると、あなたは**必要なワクチンを受けていませんでした。今期の授業に出席することはできません。**大

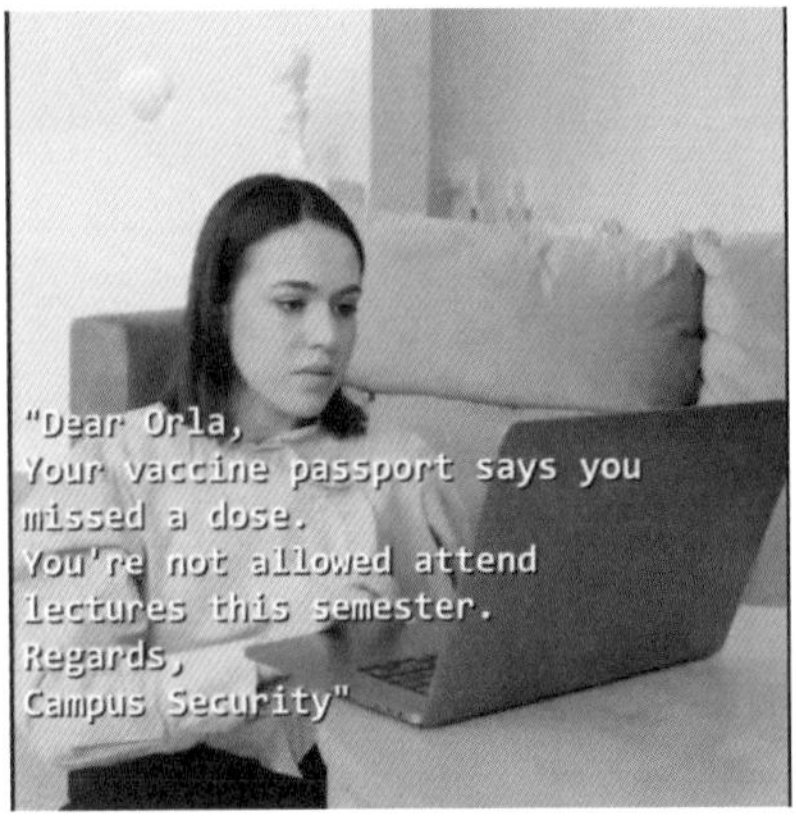
"Dear Orla,
Your vaccine passport says you
missed a dose.
You're not allowed attend
lectures this semester.
Regards,
Campus Security"

（5－3）

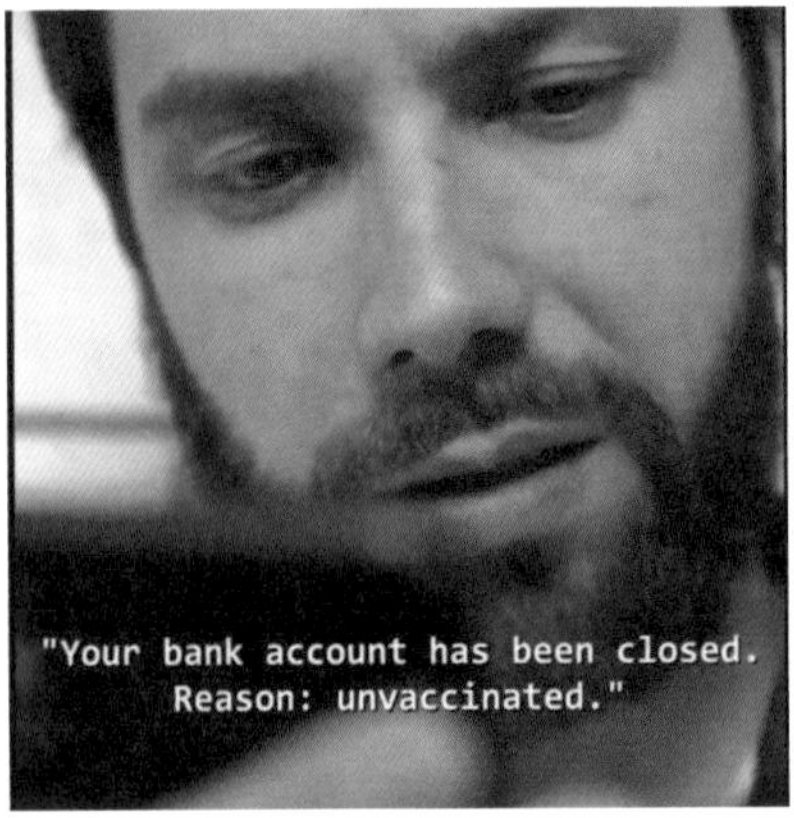
"Your bank account has been closed.
Reason: unvaccinated."

（5－4）

学衛生課より」（5－3）

さらにいうと、ワクチン未接種は公衆衛生（public health）に対する重大な脅威だから、それ自体、犯罪となる。そういう犯罪者に対しては、私有財産の所有は認められない。

「あなたの銀行口座は凍結されました。理由：ワクチン未接種」（5－4）

「こんな怖い社会だからきっちりワクチンを受けよう」と思う。でも、たまたまうっかりしてワクチンを打ち忘れることもあるでしょう。そうなると、ややこしい話になります。

「あなたのワクチンパスポートによると、前回接種の有効期限はすでに切れています。**あなたの身柄は空港警察に拘束されます。ただちに新たな追加接種を受けてください**」（5－5）

ＡＩ技術の進歩はすさまじく、街行く無数の人々の顔を一瞬にして認識できる。全国民の顔がデータ登録されているし、そのデータには、当然、ワクチンの接種、未接種も記録されている。未接種者は、認識され次第、すぐに取り押さえられる（5−6）。

「SF映画の見過ぎ！」と笑いますか？

しかし、すでにこんなニュースがある。

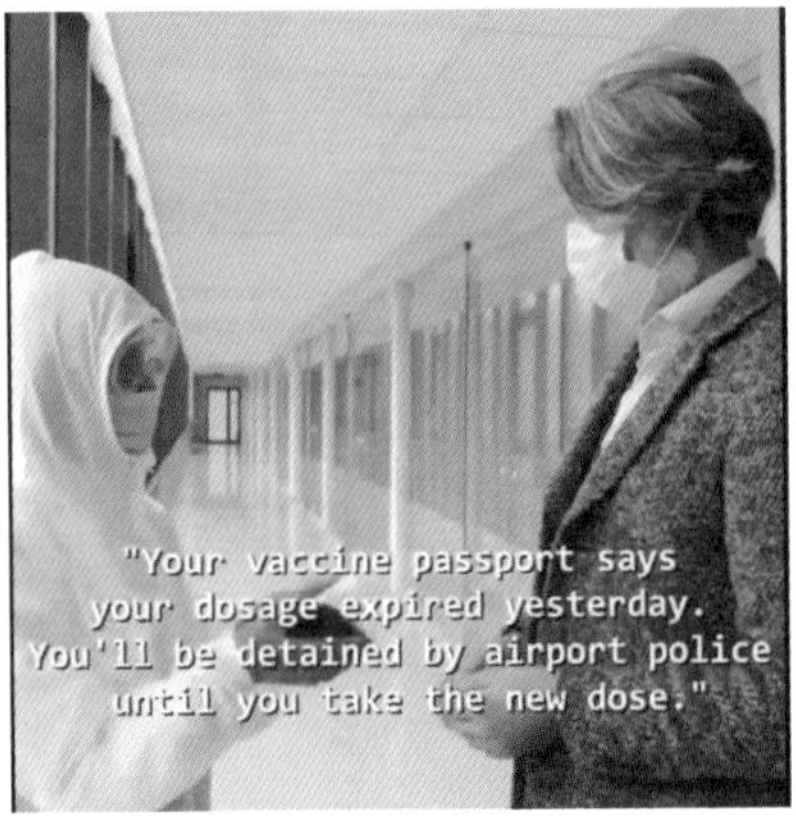
"Your vaccine passport says
your dosage expired yesterday.
You'll be detained by airport police
until you take the new dose."

（5−5）

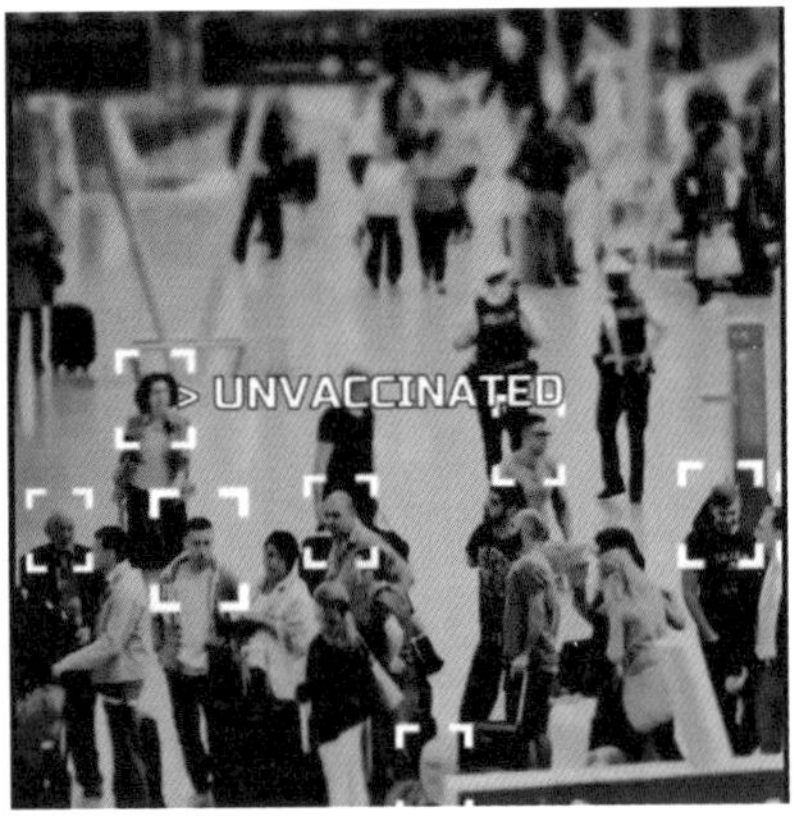
> UNVACCINATED

（5−6）

「エール大学、秋学期開始前に全学生（スタッフも含め）にコロナワクチン接種を義務付け」（5－7）

ワクチンを受けないと授業を受けられない。ワクチン未接種を理由に、学ぶ機会が奪われるんですよ？　こういうデタラメを「仕方ないね」で受け入れたら、この流れはどこまでも止まらない。

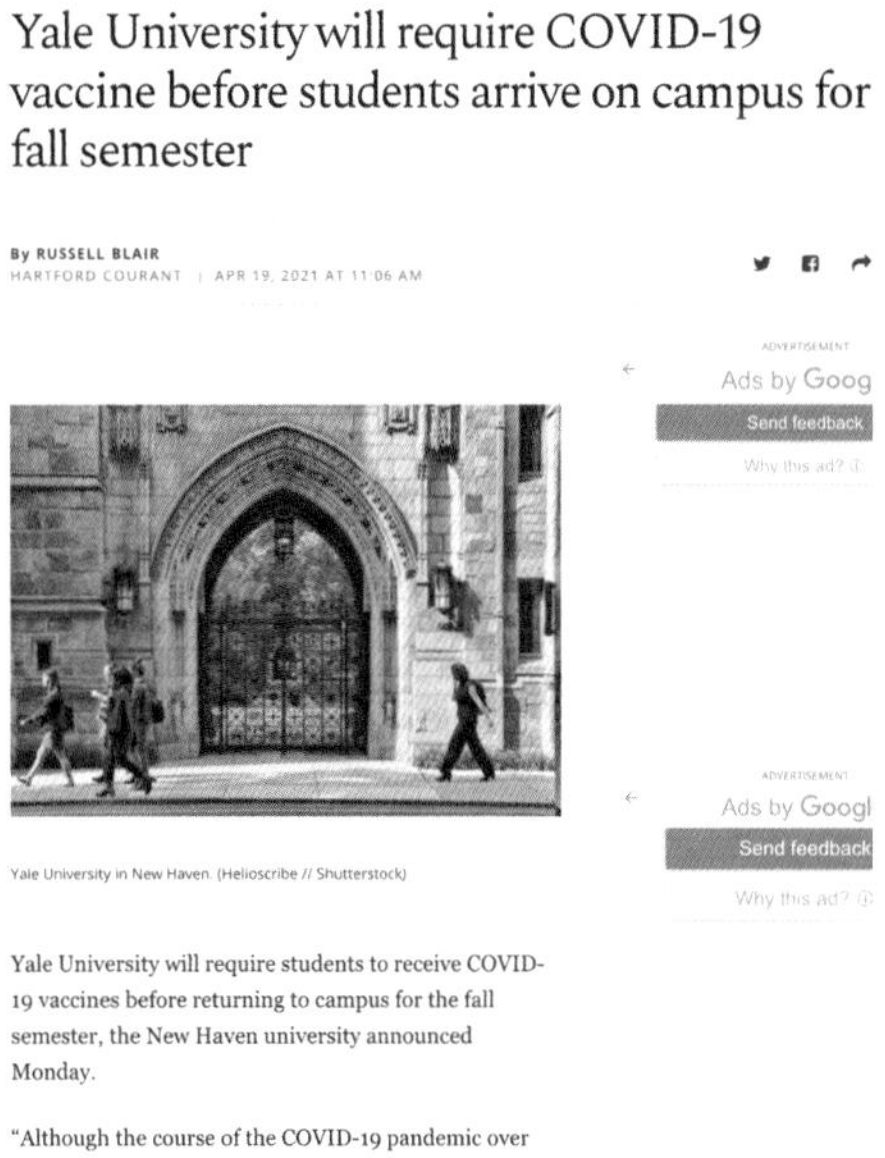
Yale University will require COVID-19 vaccine before students arrive on campus for fall semester

By RUSSELL BLAIR
HARTFORD COURANT | APR 19, 2021 AT 11:06 AM

Yale University in New Haven. (Helioscribe // Shutterstock)

Yale University will require students to receive COVID-19 vaccines before returning to campus for the fall semester, the New Haven university announced Monday.

"Although the course of the COVID-19 pandemic over

（5－7）

「5月1日以降、**ワクチン接種者以外は外出禁止。**オーランガーバード市当局〝コロナ感染拡大防止のため〟」（5－8）

　ワクチンを打たないと、外に出ることさえ許されない。コロナ感染防止、という大義のためになら、もはや「何でもあり」になっている。こういう茶番が1年続いてる。**いい加減、そろそろ気付きませんか？**

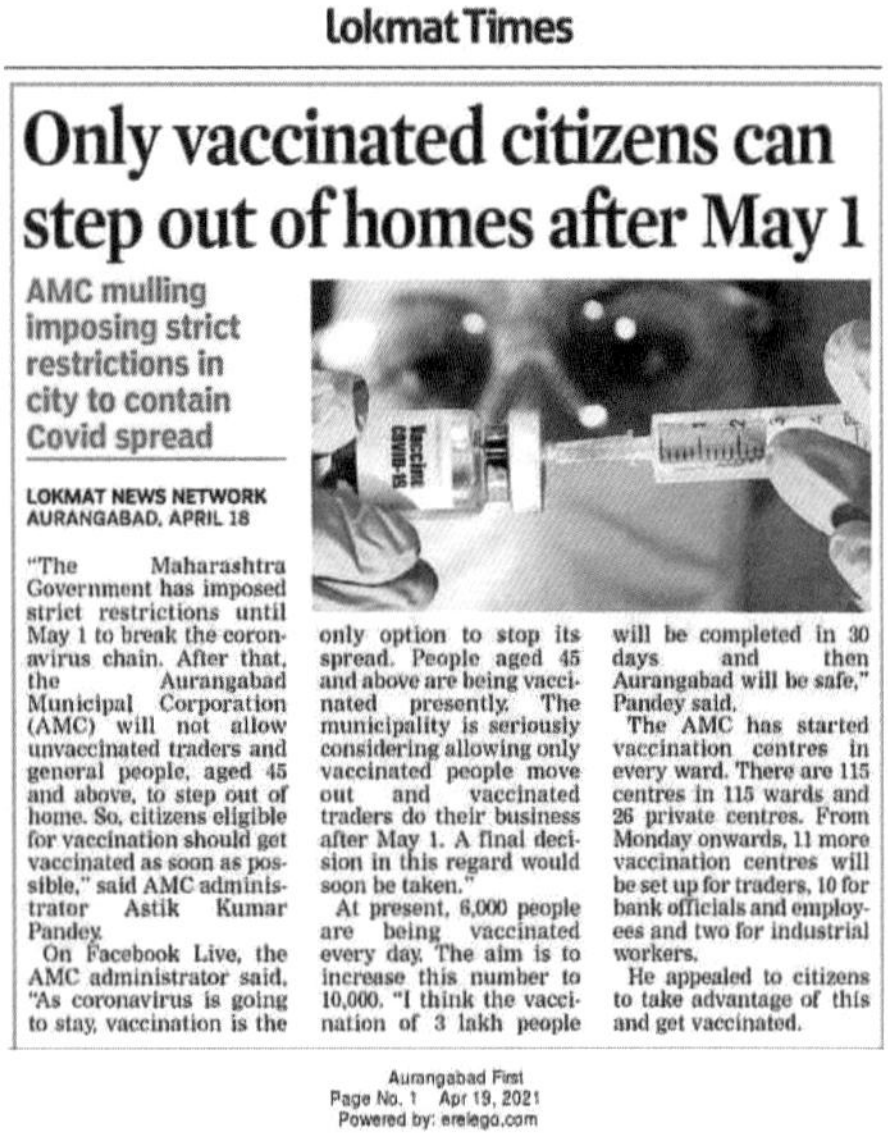

Lokmat Times

Only vaccinated citizens can step out of homes after May 1

AMC mulling imposing strict restrictions in city to contain Covid spread

LOKMAT NEWS NETWORK
AURANGABAD, APRIL 18

"The Maharashtra Government has imposed strict restrictions until May 1 to break the coronavirus chain. After that, the Aurangabad Municipal Corporation (AMC) will not allow unvaccinated traders and general people, aged 45 and above, to step out of home. So, citizens eligible for vaccination should get vaccinated as soon as possible," said AMC administrator Astik Kumar Pandey.

On Facebook Live, the AMC administrator said, "As coronavirus is going to stay, vaccination is the only option to stop its spread. People aged 45 and above are being vaccinated presently. The municipality is seriously considering allowing only vaccinated people move out and vaccinated traders do their business after May 1. A final decision in this regard would soon be taken."

At present, 6,000 people are being vaccinated every day. The aim is to increase this number to 10,000. "I think the vaccination of 3 lakh people will be completed in 30 days and then Aurangabad will be safe," Pandey said.

The AMC has started vaccination centres in every ward. There are 115 centres in 115 wards and 26 private centres. From Monday onwards, 11 more vaccination centres will be set up for traders, 10 for bank officials and employees and two for industrial workers.

He appealed to citizens to take advantage of this and get vaccinated.

Aurangabad First
Page No. 1 Apr 19, 2021
Powered by: erelego.com

（5－8）

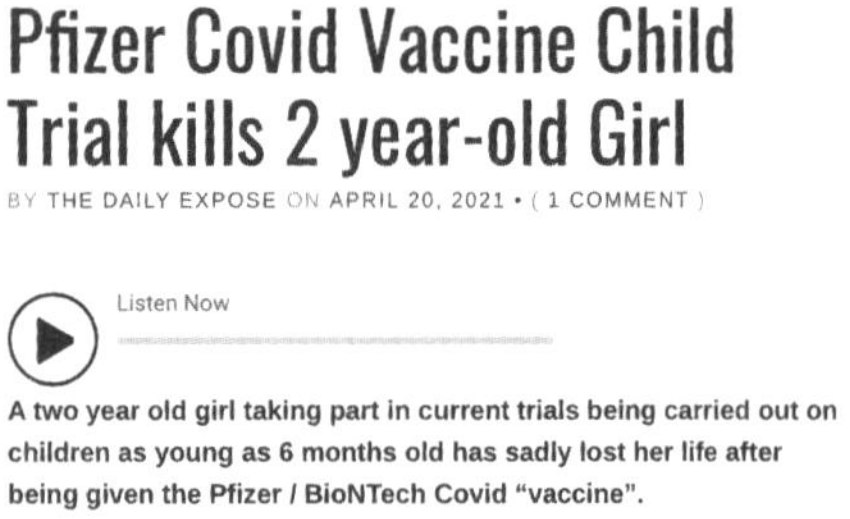

Pfizer Covid Vaccine Child Trial kills 2 year-old Girl

BY THE DAILY EXPOSE ON APRIL 20, 2021 • (1 COMMENT)

Listen Now

A two year old girl taking part in current trials being carried out on children as young as 6 months old has sadly lost her life after being given the Pfizer / BioNTech Covid "vaccine".

（5－9）

以前、コロナワクチン治験で2歳児が死亡したことを伝えたが（5－9）、また別の悲劇を紹介する。

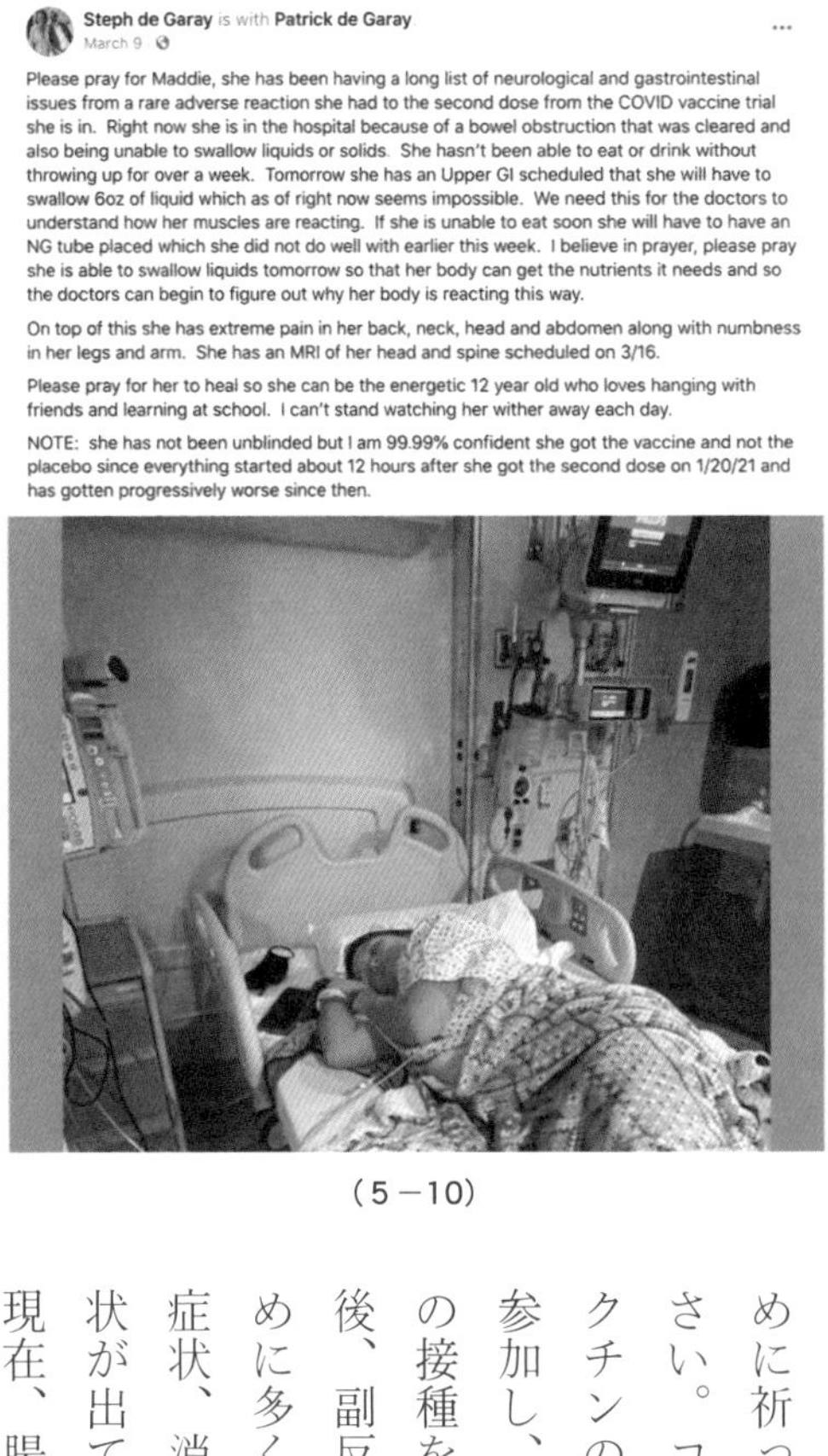
Steph de Garay is with Patrick de Garay
March 9

Please pray for Maddie, she has been having a long list of neurological and gastrointestinal issues from a rare adverse reaction she had to the second dose from the COVID vaccine trial she is in. Right now she is in the hospital because of a bowel obstruction that was cleared and also being unable to swallow liquids or solids. She hasn't been able to eat or drink without throwing up for over a week. Tomorrow she has an Upper GI scheduled that she will have to swallow 6oz of liquid which as of right now seems impossible. We need this for the doctors to understand how her muscles are reacting. If she is unable to eat soon she will have to have an NG tube placed which she did not do well with earlier this week. I believe in prayer, please pray she is able to swallow liquids tomorrow so that her body can get the nutrients it needs and so the doctors can begin to figure out why her body is reacting this way.

On top of this she has extreme pain in her back, neck, head and abdomen along with numbness in her legs and arm. She has an MRI of her head and spine scheduled on 3/16.

Please pray for her to heal so she can be the energetic 12 year old who loves hanging with friends and learning at school. I can't stand watching her wither away each day.

NOTE: she has not been unblinded but I am 99.99% confident she got the vaccine and not the placebo since everything started about 12 hours after she got the second dose on 1/20/21 and has gotten progressively worse since then.

（5－10）

「Maddieのために祈ってください。コロナワクチンの治験に参加し、2回目の接種を受けた後、副反応のために多くの神経症状、消化器症状が出ています。現在、腸閉塞《へいそく》のために入院中です。閉塞がなくなった今も、まだ固形物も液体ものみ込めません。飲んだり食べようとすると嘔吐してしまう状態がもう1週間以上続いています。背中、首、頭、腹部がひどく痛み、手足にしびれがあります。3月16日に頭部と背骨のMRIを撮る予定です。

友達と遊んだり学校で勉強するのが好きだったあの元気な12歳の娘に戻るよう、みなさん祈ってください。

彼女が注射されたのはプラセボではなく実薬だったと私は99・99％確信しています。すべての不調は、2021年1月20日、ワクチンを打って12時間後に始まったからです。しかも症状は日増しにひどくなっています」（5－10）

「ネバダ州在住18歳女性、4月1日にJ＆J社製ワクチン接種→1週間後、血栓を発症→意識不明→脳手術3回」（5－11）

04/21/21 • BIG PHARMA › NEWS

18-Year-Old Undergoes 3 Brain Surgeries From Blood Clots After J&J Vaccine

A Nevada teen was put in a coma, placed on a respirator and underwent three brain surgeries after developing blood clots about one week after getting the Johnson & Johnson vaccine.

By Megan Redshaw

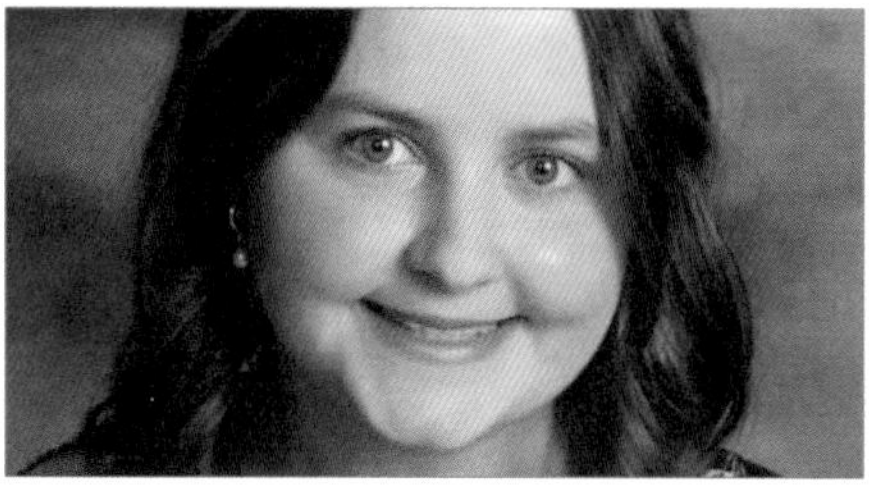

***The Defender is experiencing censorship** on many social channels. Be sure to stay in touch with the news that matters by subscribing to our top news of the day. **It's free**.*

A Nevada teen who received Johnson & Johnson's (J&J) COVID vaccine on April 1 underwent three brain surgeries to repair blood clots she developed about a week after receiving the vaccine, Las Vegas Review-Journal reported.

(5－11)

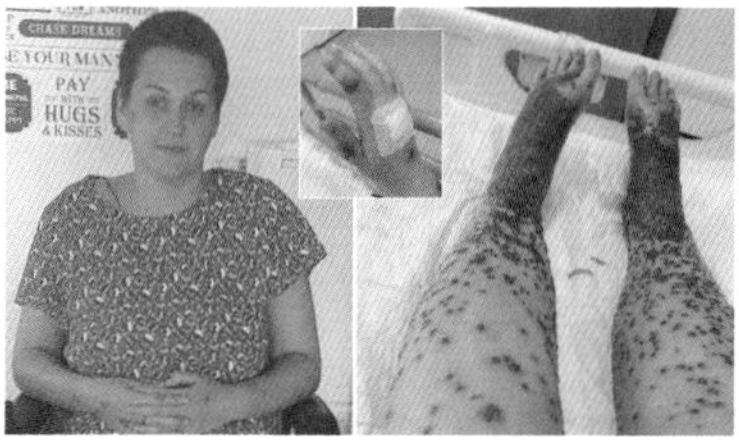

(5－12)

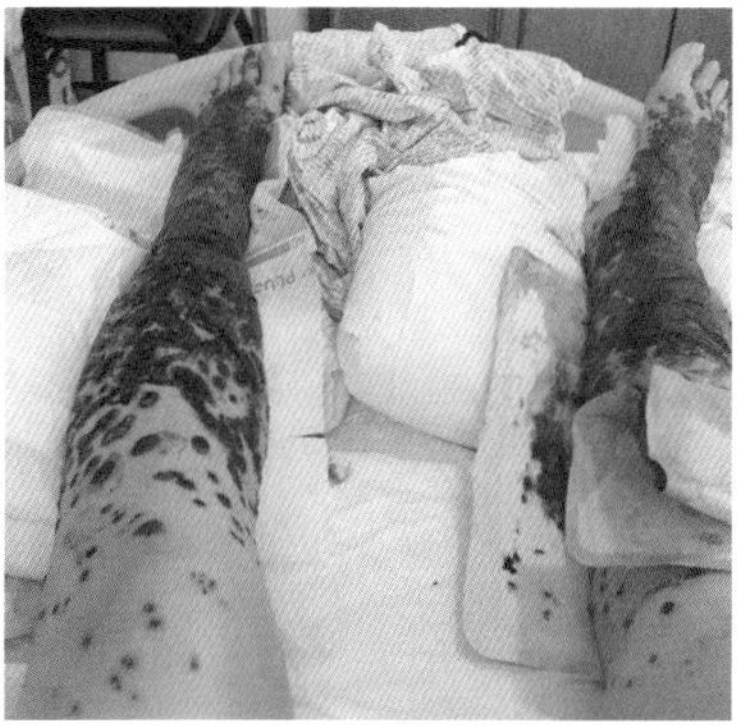

(5－13)

「グラスゴー在住 Sarah Beuckmann さん（34歳）、AZ社製ワクチンを接種→1週間後、下肢中心に水疱が出現→現在、車椅子生活」
「この写真を見せて怖がらせたいわけではありません。ただ、こういうことが起こり得るのだということを、知ってください」（5—12）（5—13）

多くの若者が犠牲になる一方で、ワクチンを「形だけ打って」難を逃れる人もいる。

「俳優アンソニー・ホプキンス、コロナワクチンの接種を受ける」（5—14）
ナースがワクチンを打った（ふりをした）後、注射液を外に捨てる様子がはっきり映っている。（5—15）
「もうちょっと上手にやれよ」っていうぐらい、あからさまな廃棄（笑）。
上級国民だとこういうご配慮いただけるのね。

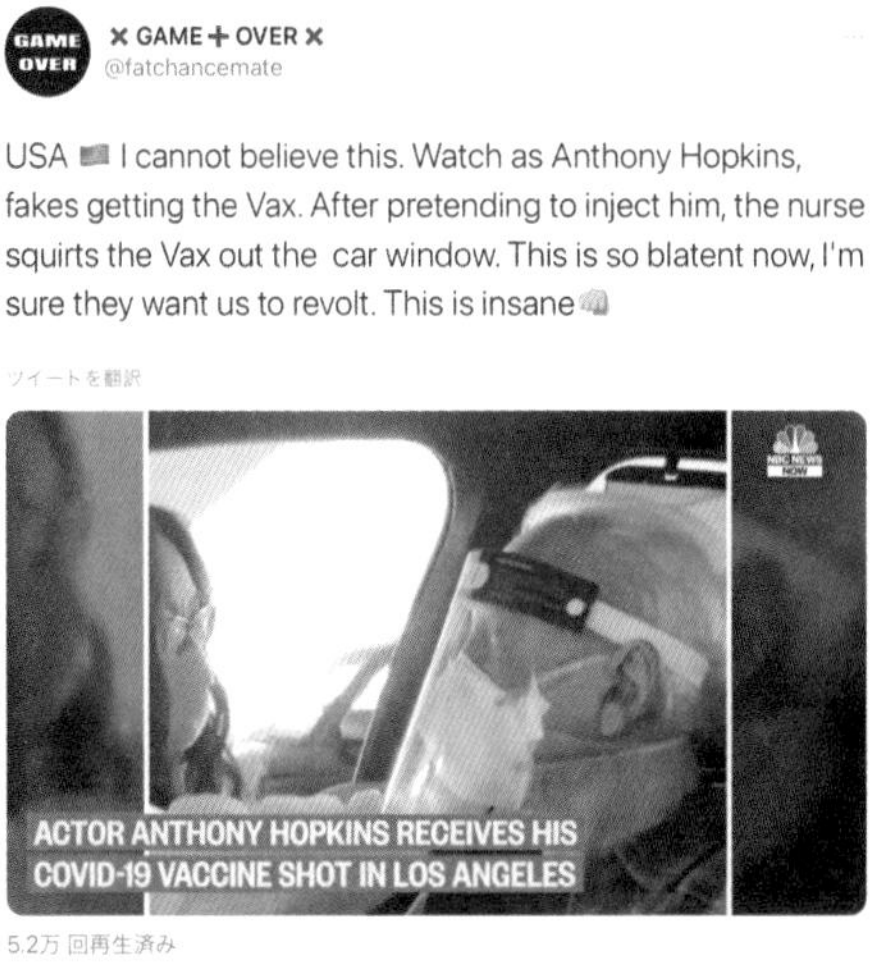
GAME OVER
✖ GAME ✚ OVER ✖
@fatchancemate
USA I cannot believe this. Watch as Anthony Hopkins, fakes getting the Vax. After pretending to inject him, the nurse squirts the Vax out the car window. This is so blatent now, I'm sure they want us to revolt. This is insane
ツイートを翻訳
ACTOR ANTHONY HOPKINS RECEIVES HIS COVID-19 VACCINE SHOT IN LOS ANGELES
5.2万 回再生済み

（5―14）

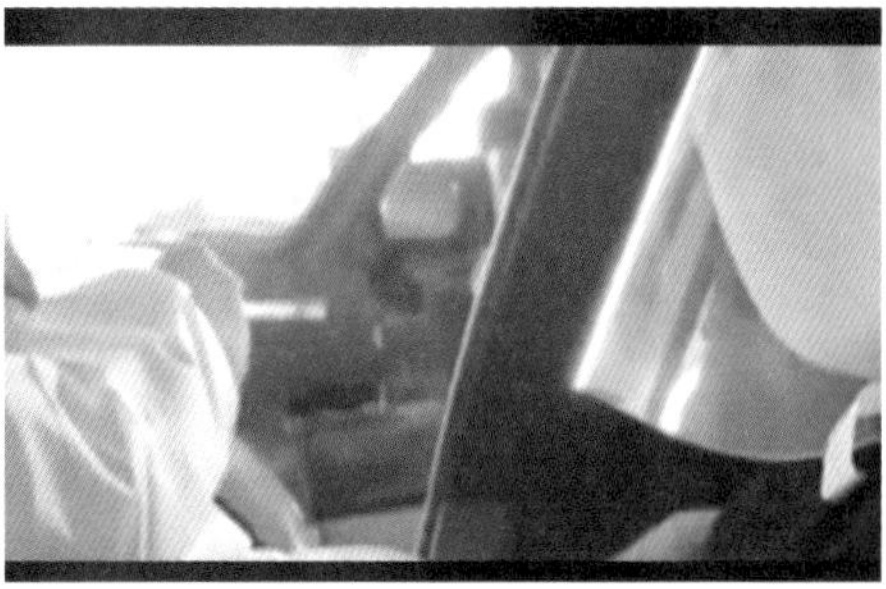

（5―15）

「お車、99・9%問題ないですね。でも、今新しく実験中のオイルがあって、それをサービスできます。そのオイルを入れると、エンジンがいかれてしまうこともあるんですけど、お勧めですよ」（5―16）

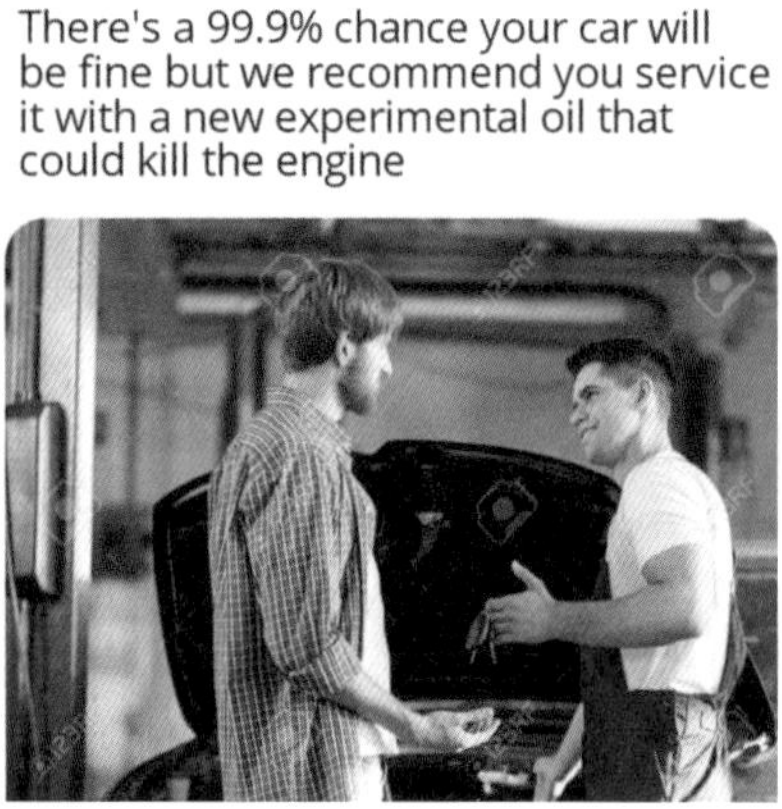
There's a 99.9% chance your car will be fine but we recommend you service it with a new experimental oil that could kill the engine

（5－16）

こんなオイル勧めてくる兄ちゃんがいたら、多分殴ると思う（笑）。

でもみんな、車以上に大事なはずの自分の体に、わけわからんオイルを入れているわけだ（笑）。

Chapter 6

スパイクタンパク

2021/04/28

以前、コロナワクチンにはプリオンが含まれていて後年狂牛病を発症する可能性があることを紹介した。最悪の場合、ワクチン接種者がスプレッダーになり、人々の間に次々と狂牛病を広げていく可能性についても触れた。**感染症の予防のために打つワクチンが、逆に別の感染症を増やしてしまう**という、何とも皮肉な結果になる。

あり得ないと思う人もいるだろうが、たとえば以下の記事を見ると、そうとばかりは言い切れない。

看護師が警告「ワクチンを打った人には近づくな」

https://www.bitchute.com/video/maE077DIFlgA/

ワクチン接種者本人よりは、その周囲の人が病気になった例を挙げている。

「単なる偶然だろう。しかも話してるのは、医者でも研究者でもなく、ただの看護師だし」と思う人もいるかもしれない。

　しかし、コロナワクチン接種者がむしろ病気を広める可能性を指

看護師がワクをうった人に近づかないように警告

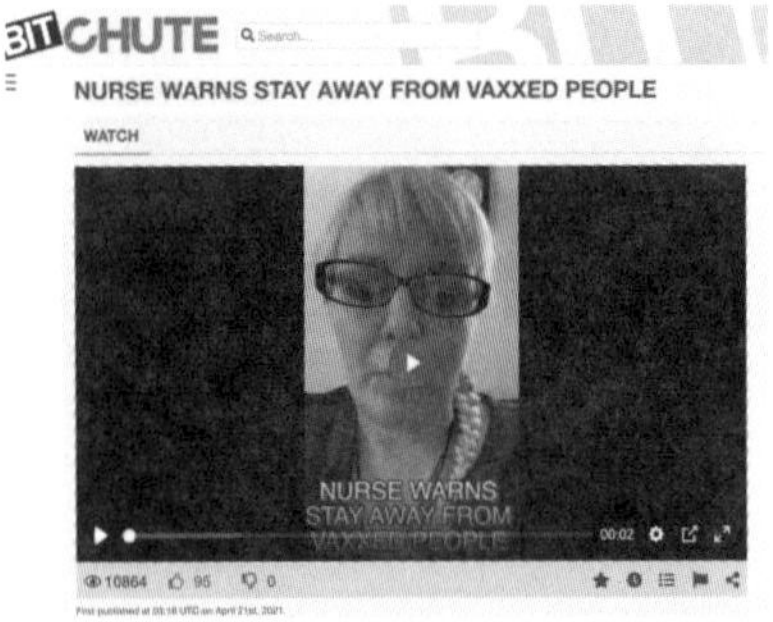
BITCHUTE
NURSE WARNS STAY AWAY FROM VAXXED PEOPLE
WATCH
NURSE WARNS
STAY AWAY FROM
VAXXED PEOPLE
00:02
10864
95
0

ワクちゃんをうった人本人ではなく、周りの人々に問題が起きているのだ。10歳の女の子が突然生理が来てしまった、11歳の子供が生理が月に2回来てしまった。もう何年も生理が終わっていた人が血の塊が出てきた、うった夫の横に寝ていたら朝起きたら全身にアザのような後が出ていた。うった人が愛犬を撫でていたら犬が死んでしまった。ある産婦人科の医者はうった人を通院させないと掲示した。妊婦に悪影響を及ぼし死産や流産する可能性があるからだ。不妊になる可能性もさらに高まる。mRNAも初めて使われているので、どんな事になるのか全くわかっていません。

原因はワクちゃんの中にもスパイク・プロテインが入っていて、一度うったら、息を吐くだけでもその悪影響を周りの人々に与えることになる。毛穴からも放出される。

うった人の側に行かないように注意してください。子供がいるなら両親はうつべきではない。

摘しているのは、この人ばかりではない。

たとえば、Larry Palevsky 医師。コロナ騒動の当初から一貫してコロナワクチンの非実用性について訴えていた。議会で証言さえしている。

最近この先生がこんなことを言っていた。ちょっと長いけど、一部を訳してみよう。

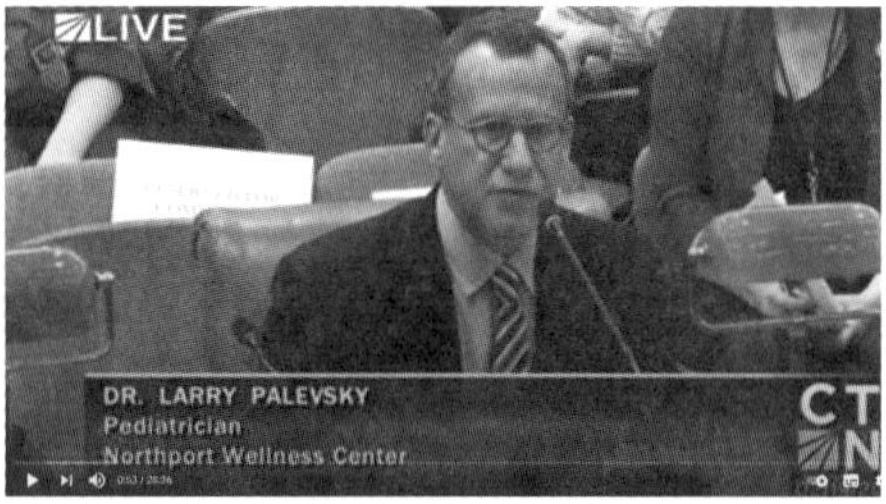

Dr Larry Palevsky, MD Testimony Connecticut 2/19/2020

『ワクチン接種者は未接種者を病気にするだろうか？』（Can vaccinated people make the unvaccinated sick? Dr Palevsky explain; April 21, 2021）

「普通、ワクチンの作用について研究して深く理解するには、7年から10年、ときには15年もの年月がかかります。当局が『このワクチンは安全です』と認めたということは、安全性を確認するだけの十分な観察データがある、ということです。

しかしコロナワクチンについて、これは当てはまりません。

もうひとつのポイントは、そもそもこのワクチンは、ウイルス感染症に対するワクチンなのか、という点です。世界中がこれをSARS Cov2ウイルスから私たちを守るワクチンだと信じていますが、本当でしょうか。

ワクチンは、抗体を付けることを目的に打ちます。コロナワクチンなら、SARS Cov2ウイルスに対する抗体を得ることが目的なわけです。しかし、コロナワクチンの接種前にこの抗体の有無を調べますか？　調べません。全員一律に打ちます。たとえば麻疹でも風疹でも、抗体の有無を調べ、抗体がなければ打つ。当たり前のことです。しかしコロナワクチンについては、なぜかその『当たり前』が通じない。

我々にわかっているのは、SARS Cov2ウイルスの一部（ということになっている）の遺伝情報です。その一部は〝スパイクタンパク〟と呼ばれています。**遺伝情報の注入によって免疫をつけさせようという試みは、これまで**

例外なく失敗してきました。

つまり、我々はSARS Cov2の一部とされるスパイクタンパクを作る遺伝情報を体内に入れて、体に「この遺伝情報を参考にしてスパイクタンパクを作れ」と指示させようとしているわけです。これはメッセンジャーRNA技術と呼ばれています。

問題なのは、この安全性がまったく検証されていないということです。もっと言うと、**スパイクタンパクの体内産生が始まったとして、その産生がきちんとストップするかどうか、そのあたりの検証もされていません。**

自然界に存在するSARS Cov2ウイルスのスパイクタンパクは、血栓症のみならず、脳炎、神経症状、心臓発作、肺疾患、肝疾患、腎疾患、生殖障害を引き起こすことがわかっています。スパイクタンパクこそ、こうした全身症状を引き起こし、人々を病気にする根本原因だということがわかっているわけです。

さて、現状、我々が体内に注入しているのはスパイクタンパクの遺伝情報で、体に『この遺伝情報を参考にしてスパイクタンパクを作れ』と命じています。

スパイクタンパクが作られるということは、症状を作ることそのものです。副反応は偶然起こるのではありません。脳炎、神経症状、肺疾患、肝疾患、腎臓病、心臓発作、血栓症、生殖障害などが起こり得ることは、理屈を考えれば当然です。

しかも、スパイクタンパクの体内合成が始まったとして、それがストップするかどうかの研究もされていないのです。

スパイクタンパクはヒトの組織にダメージを与えます。また、**スパイクタンパクは唾液、さらには肛門にも存在する**ことがわかっています。我々には考えねばならないことがあります。『**スパイクタンパクは、我々の呼気に含まれていないだろうか。汗をかいたら皮膚に出てくることはないか。もしそうなら、他人に接触感染させてしまう可能性は?**』

すでに我々は、ワクチン接種者に血栓、流産、早産、不妊、脳卒中、心臓発作、自己免疫疾患、果ては死亡が起こることを数多く見ています。こうした症状が、ワクチン接種者の周囲にいる未接種者に出るのではないか。この可能性について真剣に考えなければなりません。

スパイクタンパクはSARS Cov2に特異的と言われています。つまり、体内でスパイクタンパクが作られるようになれば、そのスパイクタンパクを攻撃する抗体ができるはずです。

現在のところ、スパイクタンパクの産生が延々止まらず続くのかどうか、不明です。もし続くのなら、抗体産生も延々続くことになります。

実は最近、**スパイクタンパクの遺伝情報はSARS Cov2ウイルスに特異的なものではない**ことがわかりつつあります。スパイクタンパクの遺伝情報は、体内のあちこちにある多くのタンパク質とよく似ているか、あるいはまったく同じだったりします。

これが何を意味するか、わかりますか？

スパイクタンパクの遺伝情報に対して作られた**抗体が、体内の自分のタンパク組織を攻撃してしまう**ということです。これが自己免疫疾患を発症する理由です」

スパイクタンパクが呼気に含まれていれば、あるいは皮膚に分泌されれば、接触感染のリスクは確かにありそうだ。

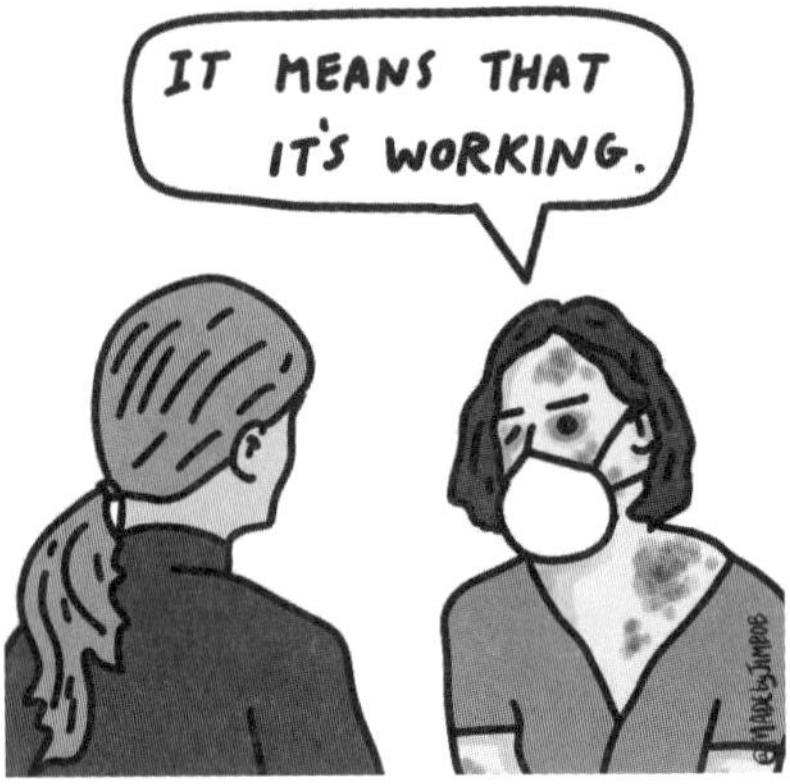

狂牛病の異常プリオン、とまでは言わずとも、ワクチン接種者の体内で産生されるおかしなタンパク質が悪さをするという点では、狂牛病と似たような雰囲気はあるね。

コロナを本気で恐れて「自分や周囲の人々の健康を守るために」と思って打った人が、守るどころか、健康を破壊する。

善意が、真逆の結果を招いてしまうというところが、このワクチンの一番怖いところかもしれない。

「効いてるってことよ」

こういう人も怖い（笑）。

Chapter 7

ワクチンこそが感染源

2021/04/29

Miami Private School Informs Parents Vaccinated Teachers "May Be Transmitting Something From Their Bodies"

Elliot Hannon · 11 hrs ago

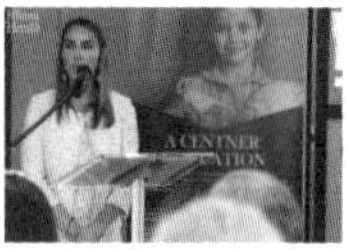

© Provided by Slate

A private Miami-area school has taken a counter-factual approach to protecting student health during a pandemic, informing parents in a letter Monday that it will not employ any staff that has received a coronavirus vaccination and those that *have* gotten vaccinated will be asked to isolate from students, who range from prekindergarten to

マイアミの私立学校学長 Leila Centner さん**「当校ではコロナワクチンを接種したスタッフは雇用しません。**接種してしまったスタッフについては、生徒からなるべく離れてもらいます。これは、〝コロナワクチンを接種した人が未接種者に悪影響を及ぼしている〟とのレポートを受けての対応です。

〝ワクチン接種者の体内からは何らかの有害

物質が排出されており、これが女性の生殖系や子供の正常発達に悪影響を与える恐れがある〞とのことです。

実際、我々の身近にも、ワクチン接種者と一緒に過ごしたせいで月経周期の乱れを来した人が、少なくとも3人います。

従って**当校では、生徒を守るために、コロナワクチンを接種した教員が生徒に近づくことを終日禁止します**」

英断であり、かつ、適切だと思う。この校長、マスコミから攻撃されまくってるけど、頑張って欲しいな。

「ワクチン接種者が周囲に病気をまき散らす」

これは陰謀論でも推測でも何でもなくて、ファイザー社の治験文書にはっきり書いてある。

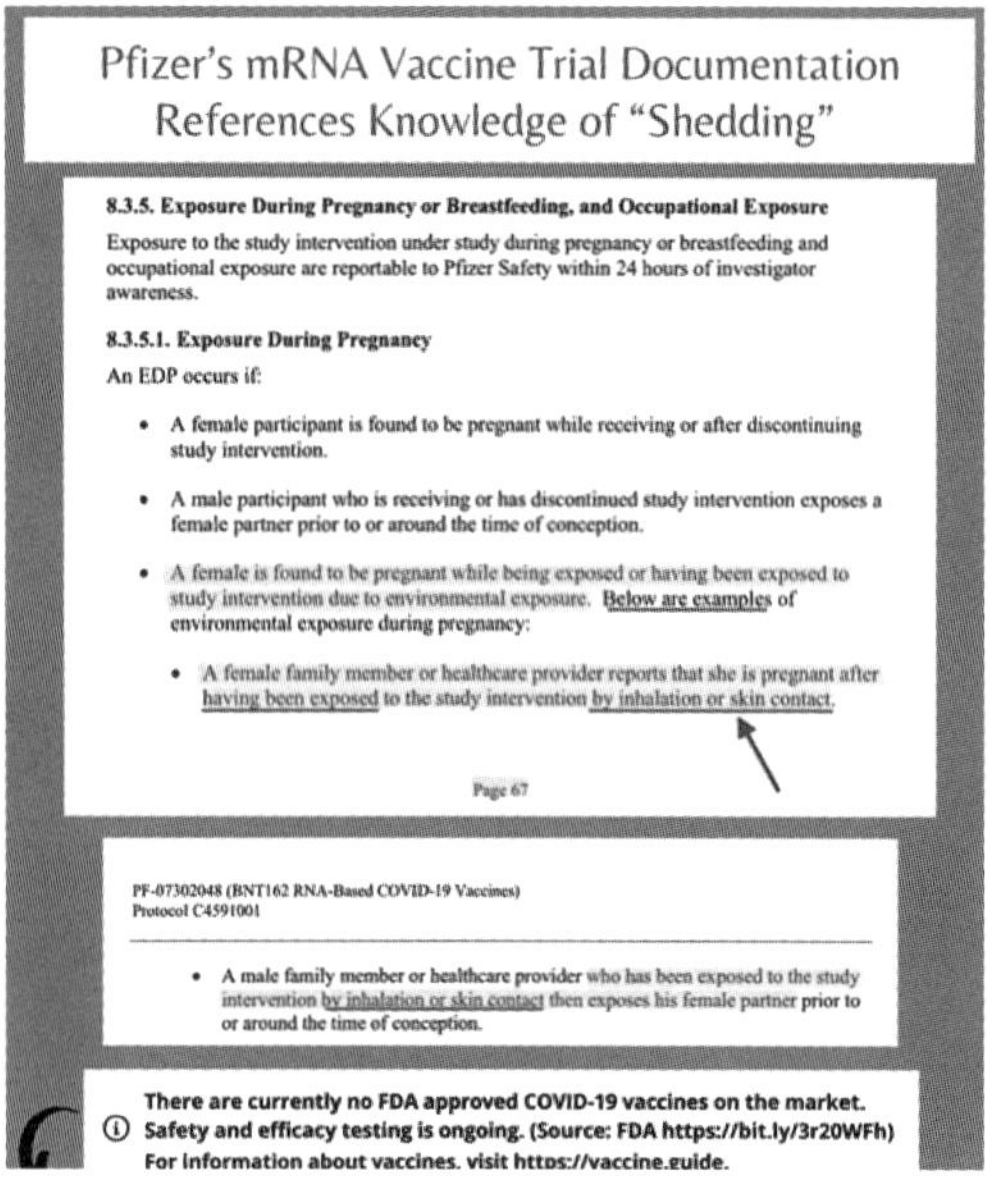
Pfizer's mRNA Vaccine Trial Documentation References Knowledge of "Shedding"
8.3.5. Exposure During Pregnancy or Breastfeeding, and Occupational Exposure
Exposure to the study intervention under study during pregnancy or breastfeeding and occupational exposure are reportable to Pfizer Safety within 24 hours of investigator awareness.
8.3.5.1. Exposure During Pregnancy
An EDP occurs if:
• A female participant is found to be pregnant while receiving or after discontinuing study intervention.
• A male participant who is receiving or has discontinued study intervention exposes a female partner prior to or around the time of conception.
• A female is found to be pregnant while being exposed or having been exposed to study intervention due to environmental exposure. Below are examples of environmental exposure during pregnancy:
• A female family member or healthcare provider reports that she is pregnant after having been exposed to the study intervention by inhalation or skin contact.
Page 67
PF-07302048 (BNT162 RNA-Based COVID-19 Vaccines)
Protocol C4591001
• A male family member or healthcare provider who has been exposed to the study intervention by inhalation or skin contact then exposes his female partner prior to or around the time of conception.
There are currently no FDA approved COVID-19 vaccines on the market.
Safety and efficacy testing is ongoing. (Source: FDA https://bit.ly/3r20WFh)
For information about vaccines, visit https://vaccine.guide.

Shedding（病原体の対外への排出）の研究

「吸入による介入または皮膚接触による介入で曝露した後に妊娠した女性の例」

「吸入による介入または皮膚接触による介入で曝露した男性が、パートナーの女性（排卵期の前後のタイミングで）を病原体に曝露させた例」

https://media.tghn.org/medialibrary/2020/11/C4591001_Clinical_Protocol_Nov2020_Pfizer_BioNTech.pdf#page67

ワクチンが**感染症を防ぐどころか、むしろ感染症の誘因ではないか、**というう事例はいくらでもある。たとえばこういうの。

今、大流行中のインフルエンザで病院の集団感染が起こった。

長野県松本市の松本協立病院で1月に54人のインフルエンザの集団感染が確認され、28日に佐野達夫院長らが会見を行った。

今回の感染で大多数を占めたのは、患者ではなく病院職員。患者の19人を上回る35人がインフルエンザに感染し、全員がワクチンを事前に接種していたという。

上島邦彦副院長は「非常に予防接種の効果が乏しいのではないかと感じざるを得ない状況」とした。

国立感染症研究所によると、23日現在、インフルエンザの患者は約213万人で、前の週より3割以上増えている。全都道府県478地点では警報レベルに達している。

『インフルワクチン　全員打っていたのに集団感染（2019年1月）』

副院長「予防接種の効果が乏しいのではないかと感じざるを得ない」

いや、効果がない、のではない。原因なんだよ。

いい加減気付きましょうよ。

しかしワクチン打ってインフルにかかる程度で済めばまだいい。

コロナワクチンは、**普通に死にますから。**

英国政府「コロナ第3波により、ワクチンを2回接種した人のうち60〜70%の人が死亡するか、あるいは入院することになるだろう」

「VAERSによると、コロナワクチンを接種した18〜29歳の

‥

Coronavirus COVID19

Third COVID Wave Will Kill Or Hospitalize 60 To 70% People Who Took Both The Vaccine Doses Says Official UK Govt Model

April 26, 2021

According to projections by UK's top modelling agency the thrid wave of COVID-19 spike will hospitalize and kill 60 to 70% of those people

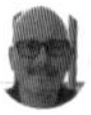

Andrew Bostom, MD, MS
@andrewbostom

1/ CDC's Vaccine Adverse Event Reporting System (VAERS) data reveal that for U.S. 18-29 year olds, C19 vaxes, relative to flu vaxes, are >11-fold more likely to be associated with hospitalizations, and >100-fold more likely to be associated with death

ツイートを翻訳

U.S. Vaccine Adverse Event Report System (VAERS[a]) Records Comparing Hospitalizations and Deaths Associated with Covid-19 and Influenza Vaccines for those 18-29 Years Old

Vaccines	U.S. VAERS Hospitalizations	U.S. VAERS Deaths
Covid-19 (3)[b], 2020-21	*317*	*26*
Influenza (13), 2018-19	**28**	0
Influenza (13), 2017-18	39	1
Influenza (13), 2016-17	27	0
Influenza (13), 2015-16	**16**	0
Influenza (13), 2015-19, avgs	**27.50**	**0.25**

[a]Data entered into VAERS through 4/16/21 https://wonder.cdc.gov/vaers.html
[b]Number of vaccine brands

As of 4/27/21 some 8.4 million of those aged 18-29 years old had received a covid-19 vaccination https://covid.cdc.gov/covid-data-tracker/#vaccination-demographic; Historical CDC data indicate ≥ that number would have received flu vaccinations during the full 12-months from September to the end of the following August in the years 2015 through 2019, displayed in the table https://www.cdc.gov/flu/fluvaxview/coverage-1718estimates.htm

10:05 · 2021/04/28 · Twitter Web App

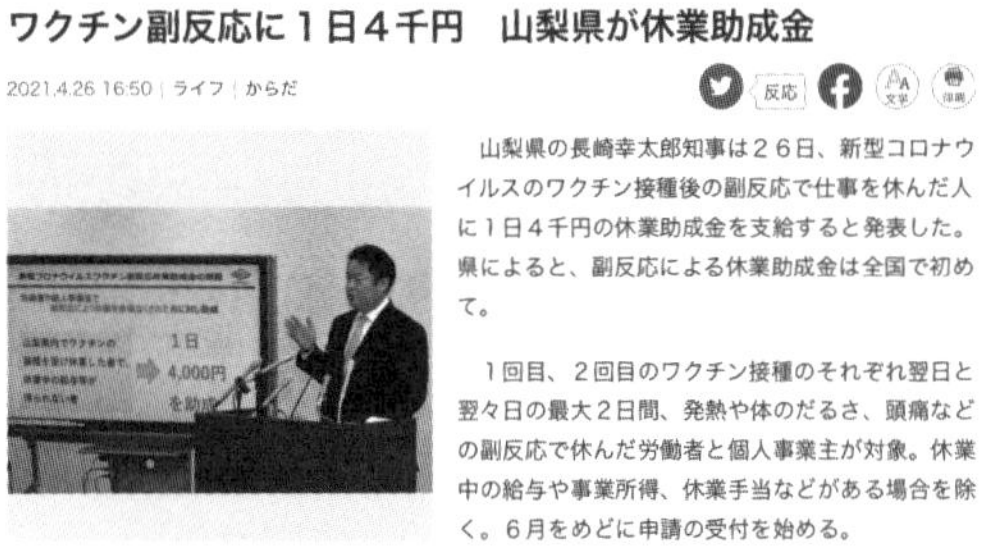
ワクチン副反応に１日４千円　山梨県が休業助成金

2021.4.26 16:50 | ライフ | からだ

反応　文字　印刷

　山梨県の長崎幸太郎知事は２６日、新型コロナウイルスのワクチン接種後の副反応で仕事を休んだ人に１日４千円の休業助成金を支給すると発表した。県によると、副反応による休業助成金は全国で初めて。

　１回目、２回目のワクチン接種のそれぞれ翌日と翌々日の最大２日間、発熱や体のだるさ、頭痛などの副反応で休んだ労働者と個人事業主が対象。休業中の給与や事業所得、休業手当などがある場合を除く。６月をめどに申請の受付を始める。

米国人は、インフルワクチンを接種した場合に比べて、**11倍以上入院する可能性が高く、100倍以上死亡する可能性が高い**」

　一方、最近の日本のニュースから。

「ワクチンの副反応で仕事に出られなくなれば、1日4千円支給」

　インフルワクチンの後遺症で仕事休んだからって、こんな休業補償、出ないよね？　てことは、国はコロナワクチンの危険性を認めた、ってことでいいですか？（笑）

「コロナワクチン接種、自衛隊が設置と運営」

こうなるだろうな、と思っていたよ。すでにアメリカではコロナワクチンの配送に軍が関与しているから、日本でも同様の動きがあるだろうなと。
自衛隊を動員、と聞いて、「怖い」と思わないといけないよ。今のところワクチン会場の設営と運営だけが彼らの任務だけど、そのうち各家庭を訪問接種、なんてことになりかねない。

ワクチン大規模接種 東京の会場は自衛隊が設置と運営を 菅首相

2021年4月27日 18時26分

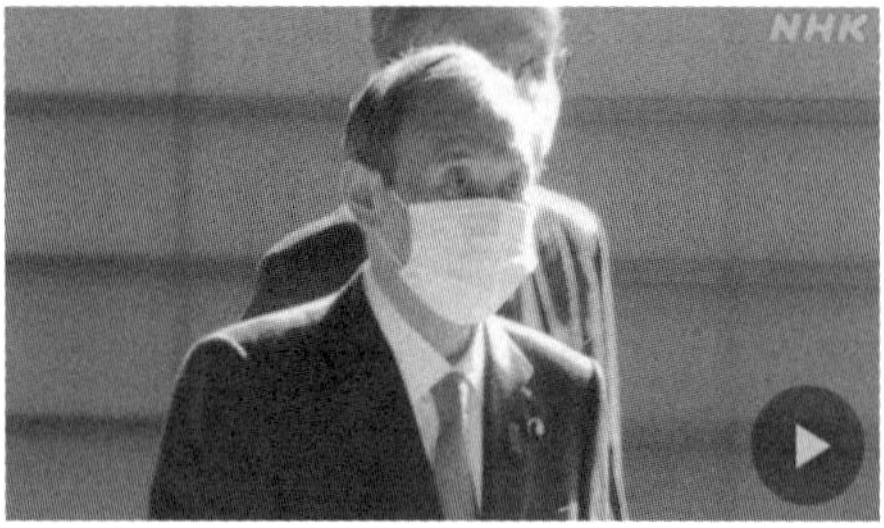

新型コロナウイルスのワクチン接種を加速させるため、菅総理大臣は、東京と大阪に国が開設する大規模な接種会場のうち、東京の会場について、自衛隊が設置と運営にあたるよう岸防衛大臣に指示しました。

来月24日を目標に設置し、3か月間、医師や看護師の資格を持つ自衛隊員が接種を行う方針です。

しかし、「もっとワクチンの打ち手を増やせ！」とのお達しがあるらしく、日本政府も必死のようで、**歯科医師、薬剤師、救急救命士もワクチンが打てる**ようにしていく、と。

いや、これね、歯医者さんと救急救命士はともかく、薬剤師まで動員ってところがすごい。薬剤師高齢者向けのワクチンの接種をめぐって、菅総理大臣は7月末までを念頭に終えられるよう取り組む考えを示しています。この目標の実現に向けて、経済団体の幹部や有識者が、接種体制を抜本的に見直すよう求める提言をまとめました。

この提言は、IT企業などでつくる「新経済連盟」の三木谷浩史代表理事や京都大学の山中伸弥教授など24人がまとめ、28日公表しました。

それによりますと、高齢者向けのワクチン接種を7月末までに終えるには1日に80万回の接種が必要で、体制を見直すべきだとしています。

具体的には、歯科医師や薬剤師、救急救命士など医師以外の医療関係者にも協力を要請することを求めています。

また、接種の手続きを簡素化することや、病院以外に大型施設などでも接種を行うこと、それに駐車場でのドライブスルー形式の接種も行うべきだとしています。

沙和
@katakorinaoshi1

「薬剤師、医学部生、看護学部生にワクチン打てるようにさせろ」との、吉村から田村大臣と河野大臣あての要望書。本当に出した模様。

大阪府／報道発表資料／新型コロナウイルスワクチン接種に関する要望について pref.osaka.lg.jp/hodo/index.php...

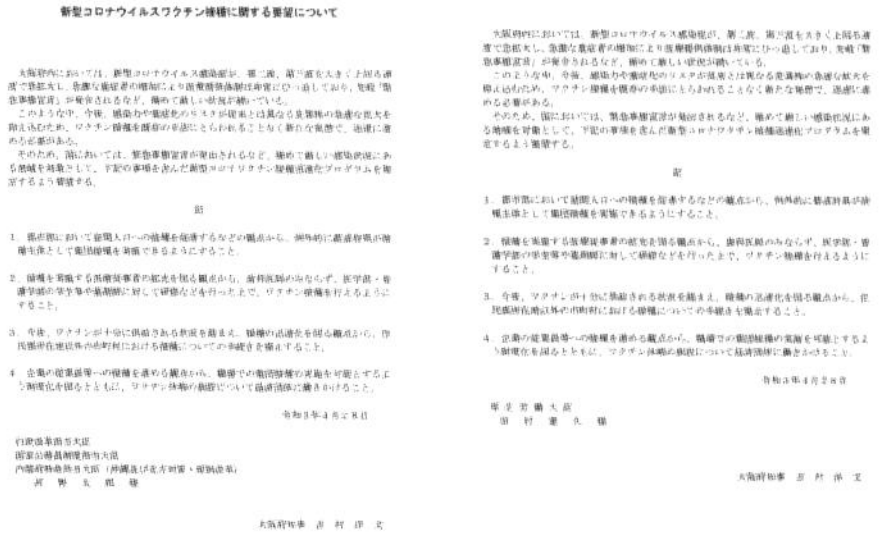

19:32 · 2021/04/28 · Twitter for Android

は、医療従事者ではあるけど、患者に針刺すとか、やったことないと思うんだけど（笑）。

と思ってたら、もっとすごいニュースが飛び込んできた。

薬剤師どころか、**医学部生、看護学部生もワクチンを打てる**ようになる、っていう。

いや、学生に打たせるって、ほんまもんの**学徒動員**やん（笑）。

そこまでの緊急事態なの？　っていうツッコミは野暮で、とにかくそういうパニック感を演出して、「人員を駆り集めてまで皆さんにワクチンを届けたいんだ！」っていう雰囲気作りだと思うのよ。

皆さん、どうか、冷静にね（笑）。

大手メディアは「インドで感染爆発」と、人々のコロナ不安を煽りたいようだけど……**（7－1）**

3年前の写真を流用とか、やっぱり仕事が雑（笑）。**（7－2）**

ガス漏れ事故で死んだ人の写真を、コロナ死として流用。**（7－3）**

こういう捏造《ねつぞう》は慣れっこだ。「もうええわ！」って突っ込むのも疲れた

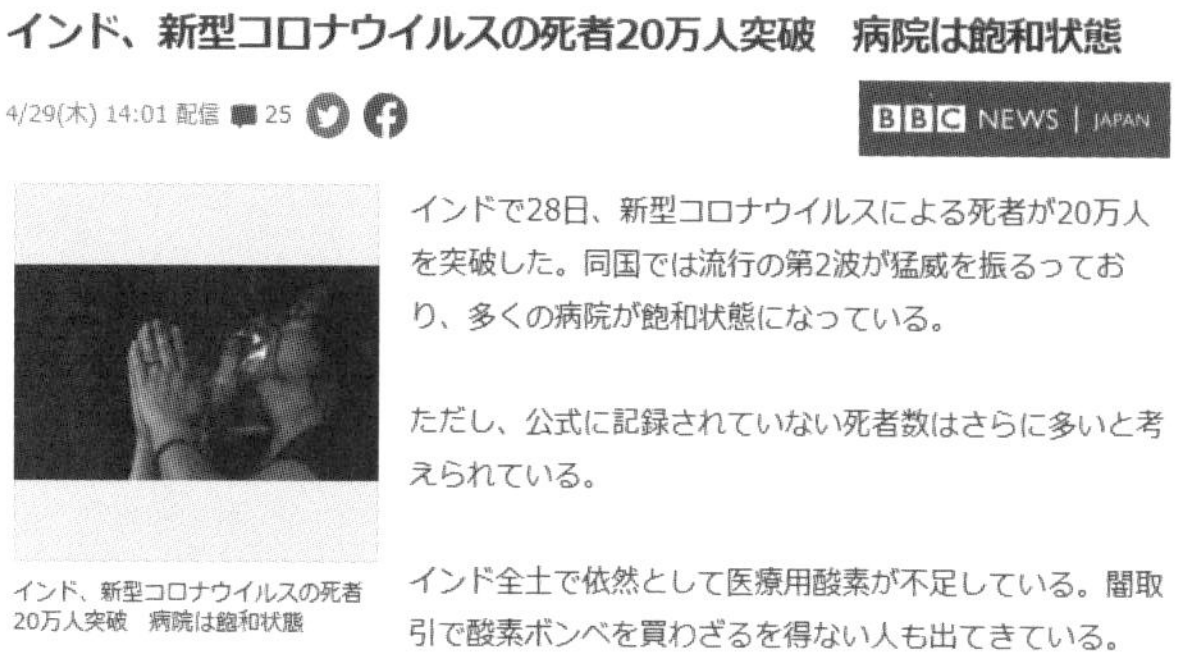

インド、新型コロナウイルスの死者20万人突破　病院は飽和状態

4/29(木) 14:01 配信 25

BBC NEWS | JAPAN

インドで28日、新型コロナウイルスによる死者が20万人を突破した。同国では流行の第2波が猛威を振るっており、多くの病院が飽和状態になっている。

ただし、公式に記録されていない死者数はさらに多いと考えられている。

インド全土で依然として医療用酸素が不足している。闇取引で酸素ボンベを買わざるを得ない人も出てきている。

インド、新型コロナウイルスの死者20万人突破　病院は飽和状態

（7−1）

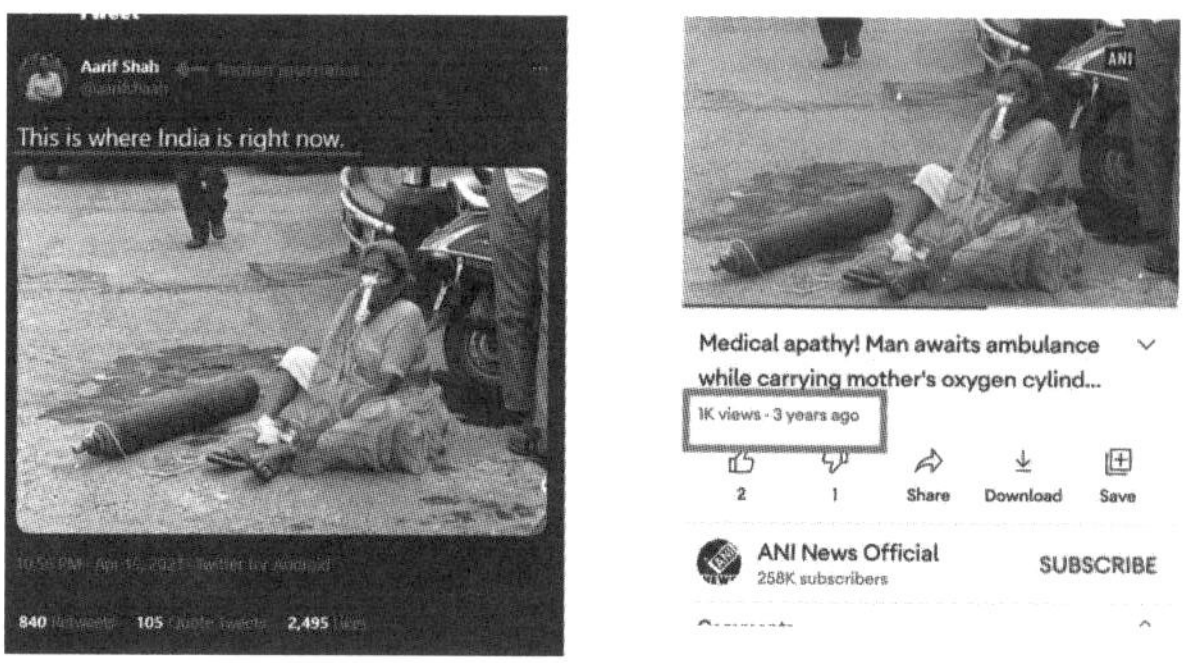

（7−2）

（笑）。

インド在住の女性が「誰一人死んでない」と暴露してる。（7−4）

個人が動画配信できる時代だよ？　当局がパンデミックを演出しようにも、ボロが出るに決まってる。マスコミには「もう

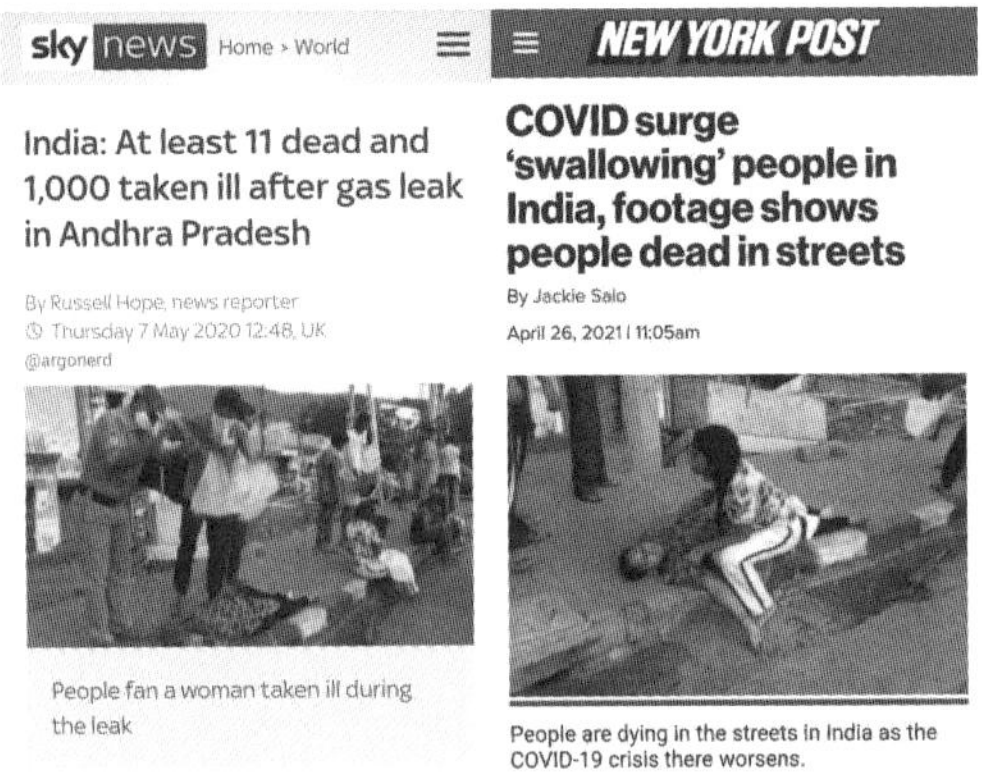
sky news Home › World

India: At least 11 dead and 1,000 taken ill after gas leak in Andhra Pradesh

By Russell Hope, news reporter
Thursday 7 May 2020 12:48, UK

@argonerd

People fan a woman taken ill during the leak

NEW YORK POST

COVID surge 'swallowing' people in India, footage shows people dead in streets

By Jackie Salo
April 26, 2021 | 11:05am

People are dying in the streets in India as the COVID-19 crisis there worsens.

（7－3）

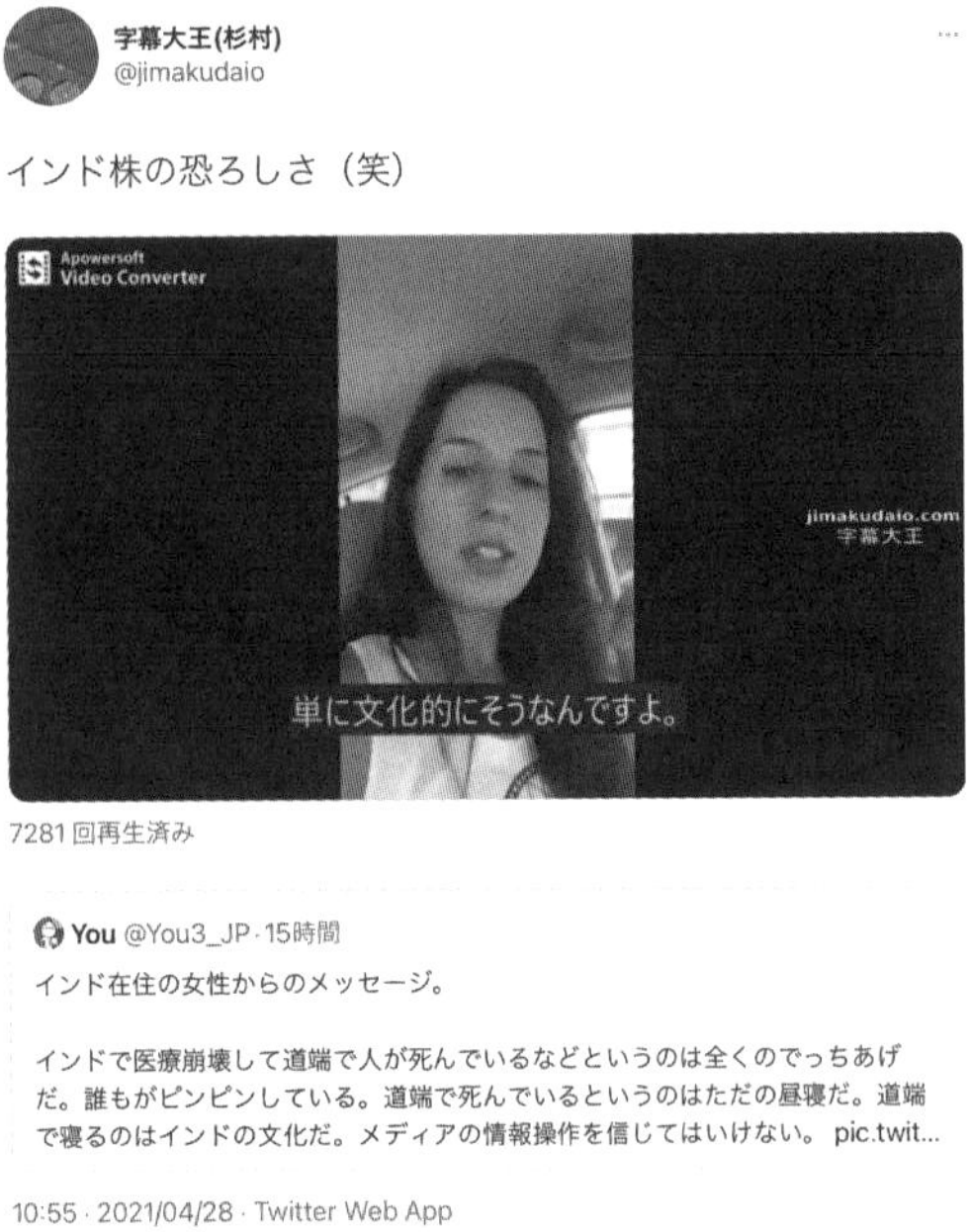
字幕大王(杉村)
@jimakudaio

インド株の恐ろしさ（笑）

7281 回再生済み

You @You3_JP · 15時間
インド在住の女性からのメッセージ。

インドで医療崩壊して道端で人が死んでいるなどというのは全くのでっちあげだ。誰もがピンピンしている。道端で死んでいるというのはただの昼寝だ。道端で寝るのはインドの文化だ。メディアの情報操作を信じてはいけない。 pic.twit...

10:55 · 2021/04/28 · Twitter Web App

（7－4）

やめとけよ」って言ってあげたい（笑）。

以下、コロナワクチンの被害を挙げていく。

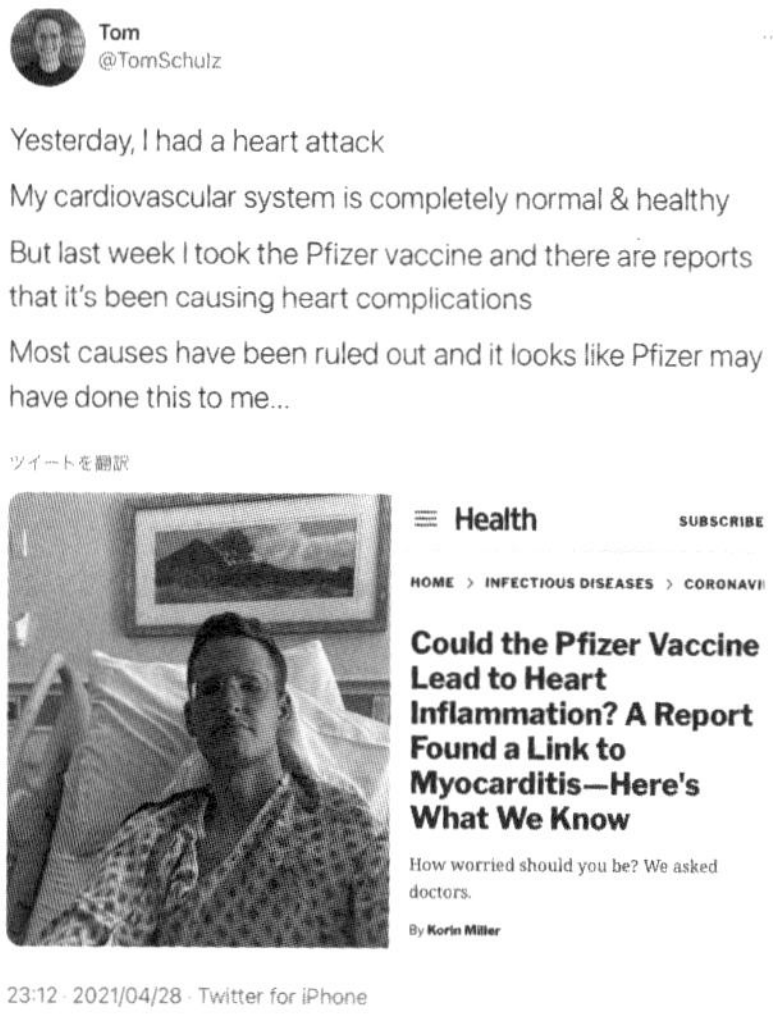
Tom
@TomSchulz
Yesterday, I had a heart attack
My cardiovascular system is completely normal & healthy
But last week I took the Pfizer vaccine and there are reports that it's been causing heart complications
Most causes have been ruled out and it looks like Pfizer may have done this to me...
ツイートを翻訳
Health
SUBSCRIBE
HOME > INFECTIOUS DISEASES > CORONAVI
Could the Pfizer Vaccine Lead to Heart Inflammation? A Report Found a Link to Myocarditis—Here's What We Know
How worried should you be? We asked doctors.
By Korin Miller
23:12 · 2021/04/28 · Twitter for iPhone

（7－5）

「きのう心臓発作が起きました。もともと心臓はまったく正常で健康でした。でも先週ファイザー製ワクチンを受けたんです。このワクチンのせいで心臓の合併症が起きるという報告がありますね。

何か他に原因がある可能性は除外されました。このワク

チンのせいで起こったとしか、もう考えられません」（7－5）

『ペンシルベニアの女性、ファイザーワクチン初回接種後に麻痺』（7－6）

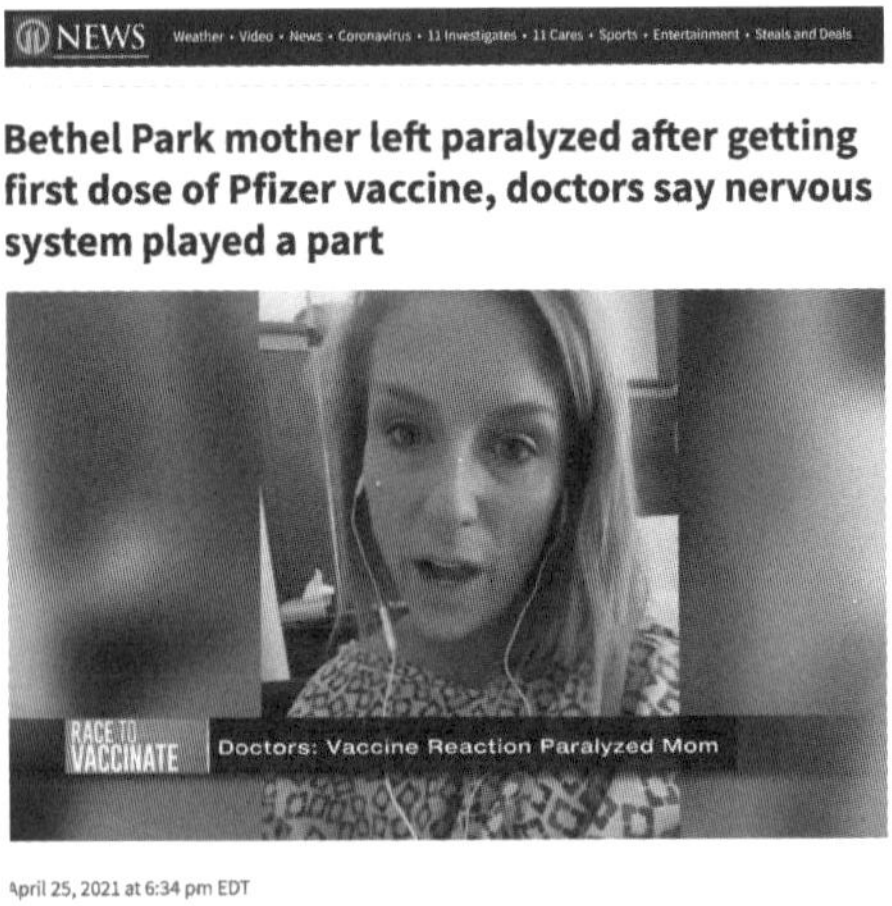

NEWS Weather • Video • News • Coronavirus • 11 Investigates • 11 Cares • Sports • Entertainment • Steals and Deals

Bethel Park mother left paralyzed after getting first dose of Pfizer vaccine, doctors say nervous system played a part

April 25, 2021 at 6:34 pm EDT

（7－6）

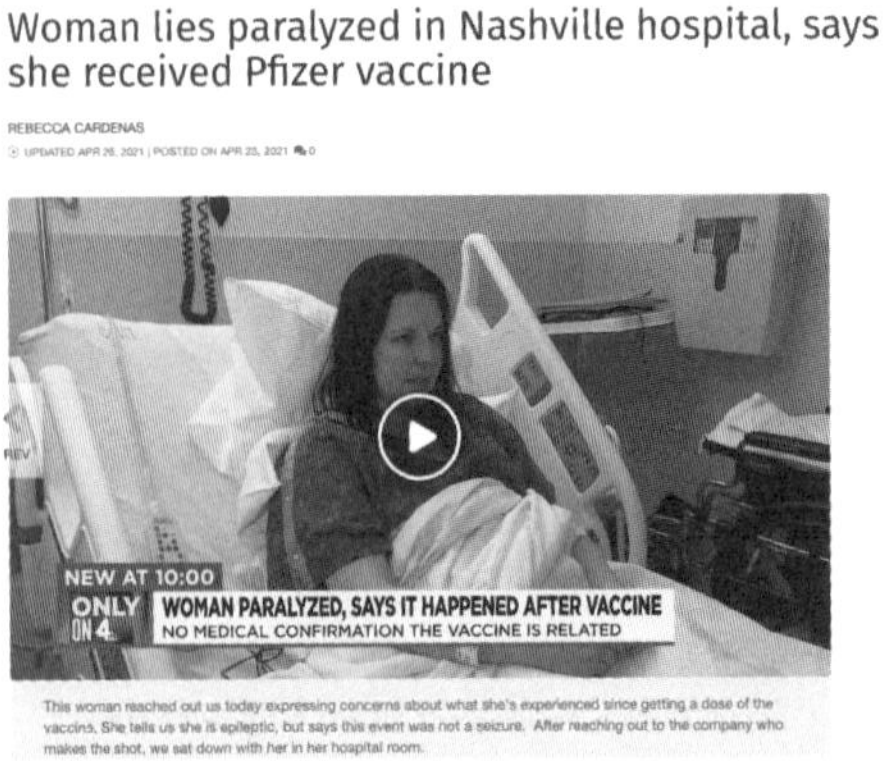

Woman lies paralyzed in Nashville hospital, says she received Pfizer vaccine

REBECCA CARDENAS

UPDATED APR 26, 2021 | POSTED ON APR 25, 2021 0

This woman reached out us today expressing concerns about what she's experienced since getting a dose of the vaccine. She tells us she is epileptic, but says this event was not a seizure. After reaching out to the company who makes the shot, we sat down with her in her hospital room.

（7－7）

『ナッシュビルの女性、ファイザーワクチン接種後に麻痺』（7—7）

死亡症例は悲惨だけど、なんというか「死人に口なし」で、亡くなった人の気持ちを聞くことはできない。でも、重篤な後遺症でとどまった人は、少なくとも死んでいないから、今の気持ちを語ることができる。「ワクチンで死んだ」というのはインパクトがあるけど、僕らはもっと、重い被害を受けた人の声を聞くべきだね。「こんなことになるとは思わなかった」「打つべきじゃなかった」とか、体験からにじみ出る声だけに、力があるよ。

Chapter 8

コロナのファクトチェック

2021/05/05

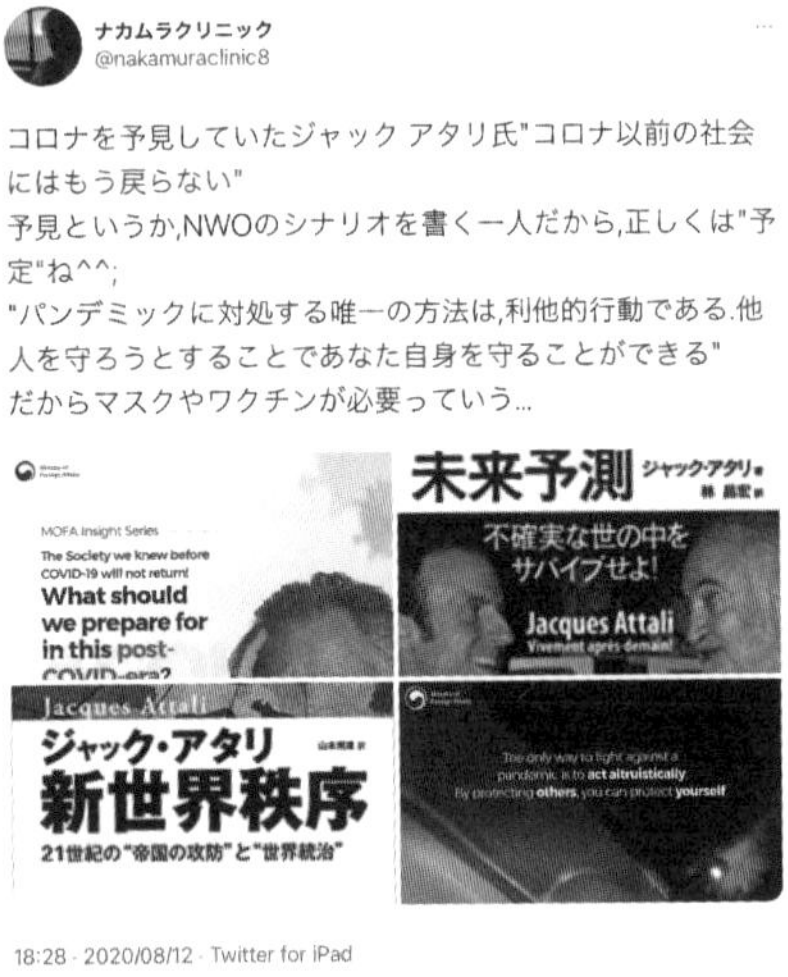
ナカムラクリニック
@nakamuraclinic8
コロナを予見していたジャック アタリ氏"コロナ以前の社会にはもう戻らない"
予見というか,NWOのシナリオを書く一人だから,正しくは"予定"ね^^;
"パンデミックに対処する唯一の方法は,利他的行動である.他人を守ろうとすることであなた自身を守ることができる"
だからマスクやワクチンが必要っていう...
MOFA Insight Series
The Society we knew before COVID-19 will not return!
What should we prepare for in this post-
未来予測
ジャック・アタリ
不確実な世の中をサバイブせよ!
Jacques Attali
Vivement après demain!
Jacques Attali
ジャック・アタリ
新世界秩序
21世紀の"帝国の攻防"と"世界統治"
The only way to fight against a pandemic is to act altruistically
By protecting others, you can protect yourself
18:28 · 2020/08/12 · Twitter for iPad

（8－1）

これからお伝えするような話は、何年か前なら「陰謀論キモい」で一蹴されたに違いないんだけど、コロナ騒動に疑問を持ち、自分でネットなどから情報を取りに行っている人にとっては、それほど突飛な話とは感じられないだろう。

たとえば、今後の世界の方向に

ついて、大枠はジョージアガイドストーンに書いてある通りなんだけど（世界人口を5億人以下に抑えて、みたいなやつ）、その方向に持って行くためのシナリオを書く人がいて、たとえばジャック・アタリなんかはその一人。

（8－1）

彼の著作を読んで、「すばらしい先見の明だ。彼の予想通りに世界が動いている」などと評論家が言うわけだけど、いやいや、そうじゃなくて、「自分のシナリオ通りに世界を動かした」だけですから。

　たとえば、彼、1981年の著作のなかでこんなふうに述べている。

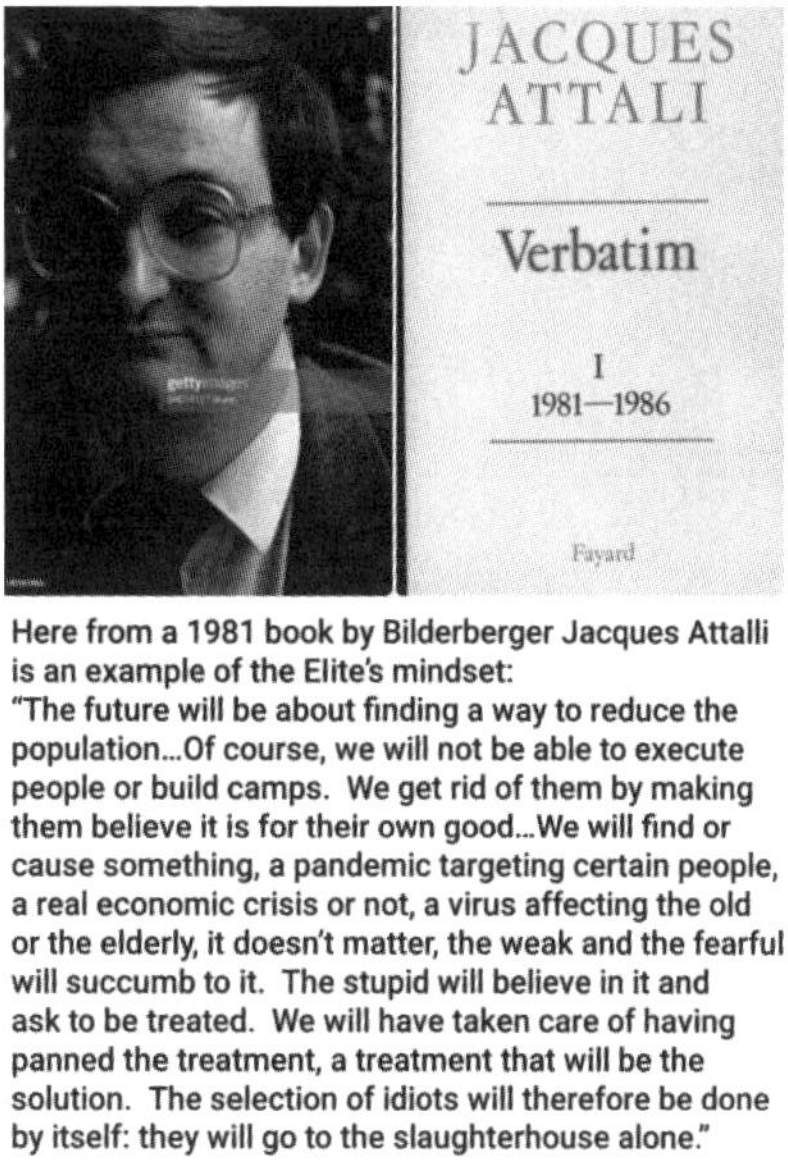
JACQUES ATTALI
Verbatim
I
1981—1986
Fayard
Here from a 1981 book by Bilderberger Jacques Attali is an example of the Elite's mindset:
"The future will be about finding a way to reduce the population...Of course, we will not be able to execute people or build camps. We get rid of them by making them believe it is for their own good...We will find or cause something, a pandemic targeting certain people, a real economic crisis or not, a virus affecting the old or the elderly, it doesn't matter, the weak and the fearful will succumb to it. The stupid will believe in it and ask to be treated. We will have taken care of having panned the treatment, a treatment that will be the solution. The selection of idiots will therefore be done by itself: they will go to the slaughterhouse alone."

（8－2）

（8—2）

「将来的には**人口削減の方法を見つけることが課題**になってくるだろう。もちろん、我々は人を処刑したり収容所に送ったり、などという露骨なまねはできない。『そうすることが彼ら自身のためなんだ』と信じ込ませることで、上手に彼らを間引いていくことになる。そのために、何らかの事象、たとえば一部の人を標的にした**パンデミックを起こしたり、**経済崩壊を起こしたり、高齢者に悪影響を与える**ウイルスをまいたり、**といったことが考えられるが、まぁ方法は大して重要ではない。とにかくこういう事件を起こすことで、**弱い者や恐れる者はこれに屈服する**だろう。愚か者はこの事件を信じ込み、何とかして欲しいと嘆願する。そこで我々の出番。『これが治療法だ』と救いの手を差し伸べる。こうして、**愚か者の自然淘汰が行われることになる。食肉処理場に自ら進んで向かうようなものである**」

具体的には、まずこういうニュースを仕掛ける。（8－3）

変異株拡大、増える子供の感染　小児医療にも迫る危機

5/3(月) 20:38 配信　2266　産經新聞

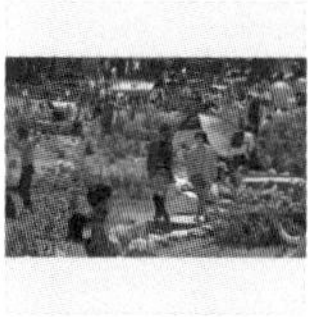

家族連れらでにぎわう靭公園＝３日午後２時３７分、大阪市西区（沢野貴信撮影）

新型コロナウイルスの感染力が強い英国型変異株が広がる大阪など関西圏で、子供にも感染が広がり始めている。子供は大人に比べて感染しにくいとされてきたが、最近は保育園などでのクラスター（感染者集団）の発生も相次いでおり、専門家は「コロナをめぐる小児科医療の正念場は、これからかもしれない」と警戒感を強めている。（地主明世）

【表でみる】子供のストレスサインの例

（8－3）

『変異株拡大、増える子供の感染　小児医療にも迫る危機』

このニュースは何かというと、〝種まき〟なんです。

子を持つ親がこういう記事を読めば、「ああ子供がピンチなんだな。うちの子も守ってあげないといけない」などと怖くなりますね。

そこで、以下のような「救いの手」が差し伸べられる。（8－4）

VACCINE　Published 21 hours ago

10M kids could get Pfizer COVID-19 vaccine by fall if jab approved for younger population, Gottlieb says

The two-dose vaccine was granted EUA in December for those 16 years of age and older

By Madeline Farber | Fox News

（8－4）

『コロナワクチン、秋にも1千万人の子供たちが接種可能に』

アメリカのニュースだけど、ある程度のタイムラグをおいて、日本でも小児用コロナワクチンを接種しよう、という話が必ず出てきます。そして、強制か任意か、小児にも打たれることになる。

そういうときに、先のニュースのせいで心に不安の種をまかれている人は、我が子によかれと思って、コロナワクチンを打たせるわけです。

で、コロナワクチンを打った子供がどうなるか？

以下に、そのヒントとなる事例を紹介しよう。

Event Information			
Patient Age	15.00	Sex	Male
State / Territory	Colorado	Date Report Completed	2021-0 22
Date Vaccinated	2021-04-18	Date Report Received	2021-0 22
Date of Onset	2021-04-19	Date Died	2021-0 20
Days to onset	1		
Vaccine Administered By	Public	Vaccine Purchased By	Not Applical *
Mfr/Imm Project Number	NONE	Report Form Version	2
Recovered	No	Serious	Yes

COVID19 VACCINE	COVID19 (COVID19 (PFIZER-BIONTECH))	PFIZER\BIONTECH	NONE

Symptom
CARDIAC FAILURE
DEATH

Adverse Event Description
Heart failure

Lab Data	Current Illness	Adverse Events After Prior Vaccinations
	No	

Medications At Time Of Vaccination	History/Allergies
Vaccinated with Pfizer/Biontech, died 04/20/2021, 2 days after vaccination	No,Nothing

（8－5）

Event Information			
Patient Age	16.00	Sex	Female
State / Territory	Wisconsin	Date Report Completed	2021-04-22
Date Vaccinated	2021-03-19	Date Report Received	2021-04-22
Date of Onset	2021-03-28	Date Died	2021-03-30
Days to onset	9		
Vaccine Administered By	Private	Vaccine Purchased By	Not Applicable *
Mfr/Imm Project Number	NONE	Report Form Version	2
Recovered	No	Serious	Yes

* VAERS 2.0 Report Form Only
** VAERS-1 Report Form Only
"Not Applicable" will appear when information is not available on this report form version.

Event Categories	
Death	Yes
Life Threatening	No
Permanent Disability	No
Congenital Anomaly / Birth Defect *	No
Hospitalized	Yes
Days in Hospital	2
Existing Hospitalization Prolonged	No
Emergency Room / Office Visit **	N/A
Emergency Room *	Yes
Office Visit *	No

* VAERS 2.0 Report Form Only
** VAERS-1 Report Form Only
"N/A" will appear when information is not available on this report form version.

Vaccine Type	Vaccine	Manufacturer	Lot	Dose	Route	Site
COVID19 VACCINE	COVID19 (COVID19 (PFIZER-BIONTECH))	PFIZER\BIONTECH	RT2613	1	IM	UN

Symptom
CARDIAC ARREST
CIRCULATORY COLLAPSE
COMPUTERISED TOMOGRAM THORAX ABNORMAL
DEATH
LUNG ASSIST DEVICE THERAPY
PULMONARY EMBOLISM

Adverse Event Description
Hemodynamic collapse at home. Persistent cardiac arrest requiring ECMO. Event believed secondary to pulmonary embolism. Death by neurologic c

（8－6）

15歳男児　コロラド在住
２０２１年４月18日接種（ファイザー製）。翌19日心不全を発症。20日死亡。アレルギーの既往なし。（8－5）

16歳女児（Kamrynn Thomasさん）ウィスコンシン在住
２０２１年３月19日接種（ファイザー製）。３月28日に副反応として循環器不全（肺塞栓に起因すると思われる）を発症。ＥＣＭＯを使用するも、３月30

ERS_ID	RECVDATE	STATE	AGE_YRS	SEX	SYMPTOM_TEXT
960841	2021-01-21	NY	23.00	M	Patient developed 104.4 temp approximately 48 hours after being given the vaccine. I treated him with antibiotics, I
994376	2021-02-02	FL	21.00	M	Elevate blood pressure and pulse Abnormal EKG Mild heart attack
1064256	2021-03-01	NM	18.00	F	Pt presented by EMS for acute epigastric pain radiating to the back. While waiting for lab results, she was found do
1077643	2021-03-06	KS	19.00	M	Originally seen for chest pain later learned it was a Heart attack and myopericarditis
1114925	2021-03-19	NY	25.00	M	Tested positive for COVID; Tested positive for COVID; This is a spontaneous report from a contactable consumer (c
1140258	2021-03-27	NY	21.00	F	Patient contacted 911 complaining of not feeling well and difficulty breathing. Upon arrival patient was found by EM
1141993	2021-03-28	NV	19.00	M	At 2-8-21 at approximately 1:00pm I recieved my 2nd shot. At 5:00am on 2-9-21, I woke up experiencing an extrem
1187918	2021-04-09	NH	15.00	F	I do not know the exact date of the first or second Moderna Vaccine. I am the PICU attending who cared for the pat
1199455	2021-04-12	WI	17.00	F	Patient reported difficulty breathing and chest pain; suffered cardiac arrest and death
1212629	2021-04-15	CA	25.00	M	Acute non ST elevation myocardial infarction in a previously healthy 25 year old man
1225942	2021-04-18	WI	16.00	F	Patient was a 16yr female who received Pfizer vaccine 3/19/21 at vaccine clinic and presented with ongoing CPR to
1243516	2021-04-22	WI	16.00	F	Hemodynamic collapse at home. Persistent cardiac arrest requiring ECMO. Event believed secondary to pulmonary

DATEDIED	Symptom_All
2021-01-21	Cardiac arrest, Chest X-ray abnormal, Death, Lung infiltration, Pyrexia
(NULL)	Blood pressure increased, Electrocardiogram, Blood test, Myocardial infarction, Catheterisa
(NULL)	Abdominal pain upper, Computerised tomogram head normal, Lipase normal, Red blood cel
(NULL)	Blood test, Myocardial infarction, Catheterisation cardiac, Myocarditis, Chest pain, Echocar
(NULL)	COVID-19, Drug ineffective, SARS-CoV-2 test
2021-03-27	Cardiac arrest, Dyspnoea, Malaise
(NULL)	Acute myocardial infarction, Echocardiogram normal, Myocarditis, Angiogram normal, Elect
2021-04-06	Cardiac arrest, Intensive care
2021-04-10	Cardiac arrest, Chest pain, Death, Dyspnoea
(NULL)	Acute myocardial infarction, Arteriogram coronary normal
2021-03-30	Cardiac arrest, Pulmonary embolism, Death, Resuscitation, Laboratory test, Lung assist dev
2021-03-30	Cardiac arrest, Pulmonary embolism, Circulatory collapse, Computerised tomogram thorax

（8－7）

日死亡。アレルギーの既往なし。（8－6）

上記のように、他にも多数の子供がワクチン接種後に亡くなっている（8－7）。ひとつひとつ、鎮魂の意味も込めて丁寧に訳してお伝えしたいところだけど、あまりにも多いのでやめておきます。

こういう死亡報告の数々を見れば、「コロナワクチンのおかげで命が助かった」となるどころか、「ワクチンで命を落とす」可能性のほうがはるかに高い、と思いませんか？　あるいは少なくとも、「コロナワクチンって、マスコミが絶賛して持ち上げるほど、それほど素晴らしいものでもないな」と思いませんか？

また、SNSやブログなどを通じても、この言説は一人歩きしているようだ。

たとえば、**「ワクチン　不妊」**でGoogle検索をしてみると、この言説を含む**「それでもあなたはコロナワクチンを接種しますか？」**というブログが表示される。

この記事はある整形外科医のものであり、検索ランキングの上位1〜2番目に表示されていることから、信頼度が高いように見えてしまう。しかし「不妊」に限らず、誤った情報に基づいたワクチン不安を煽る言説を多く書き記しているのだ。

さらに、別の開業医も「note」で不妊に関する言説を取り上げており、「そもそも妊娠できる体ではなくなる」などと記している。この記事は1400以上「スキ」されており、一定の読者がいることがわかる。

このほか、大学教授がYouTube上の「ネットTV局」やPodcastで発信している内容にも、「1〜2年後に不妊になっている可能性が高い」という同様の言説があることも確認できた。

（8－8）

コロナ関係について情報発信するときには、極力ソースを示すように心がけている。しかし、この記事によると、僕の情報は、ワクチン不安をあおるデマ、ということのようだ。（8－8）

https://www.buzzfeed.com/jp/kotahatachi/vakzin-fc-2

個人名を挙げてないとはいえ、この記事

がデマ認定しているのが、ごとう整形外科、ナカムラクリニック、武田教授だということは、見る人が見ればすぐわかる。

しかしコロナワクチンに不妊のリスクがあり得ることを指摘することが、なぜデマだと断言できるのか？　従来の機序とはまったく異なるワクチンなのだから、思わぬ副作用が起こって当然である。製薬会社から「期待の新薬」として売り出されながら、想定外の副作用のために販売中止となった薬がいかに多いことか。そういう例は過去に無数にある。

しかし、この記事を書いた人は、コロナワクチンについてそういう懸念を表明することが許せないようだ。逆に聞きたいんだけど、**本当に大丈夫って言えるの？　数年経って妙な副反応が起こらないって、何か根拠でもありますか？**

あちこちから、「先生の記事にアクセスしにくいんですけど」という声を聞く。僕の記事はグーグルなどでファクトチェックされているようだ。

すごい話だと思いませんか？　新聞、雑誌記事、学術論文なんかにファクトチェックが入る、というのならまぁわかる。でも、**僕みたいな一個人の雑文をファクトチェックするってさ、どんだけ必死なのよ**（笑）。

でも、その必死さが、逆に僕の正しさを認めてる形になってると思うんだけど（笑）。

Chapter 9

コロナワクチンは生物兵器

2021/05/10

「コロナワクチンは打たない」とすでに決めている人もいるだろう。

そう、My body, my choice. である。自分がどんな医療を受けるかは自分で決めるべきことで、その選択が尊重されるのは当然のことだ。

しかし、自分は「打たない」選択をしたものの、自分の周囲に接種した人がいて、その接種者から悪影響を受けた人（主に女性）が多発している。生理の周期が乱れたり、重くなったり、妊娠中の女性なら流産、授乳中の女性なら母乳の量が減ったり。

一体、なぜこのような現象が起きるのか。

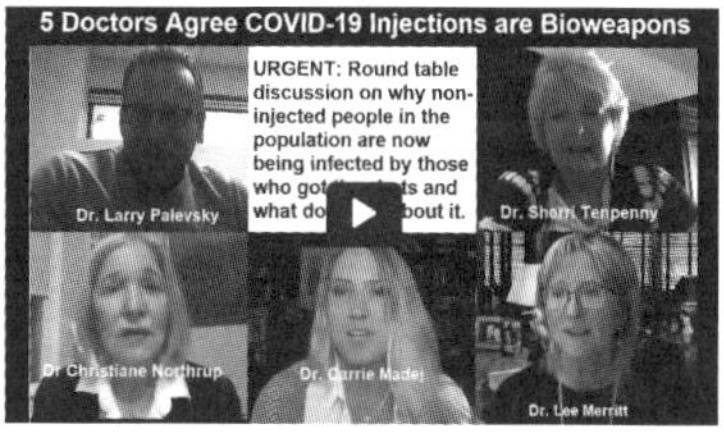
5 Doctors Agree COVID-19 Injections are Bioweapons
URGENT: Round table discussion on why non-injected people in the population are now being infected by those
Dr. Larry Palevsky
Dr. Sherri Tenpenny
Dr Christiane Northrup
Dr. Carrie Madej
Dr. Lee Merritt

5 DOCTORS AGREE THAT COVID-19 INJECTIONS ARE BIOWEAPONS AND DISCUSS WHAT TO DO ABOUT IT

（9－1）

5人の医師がオンラインで話す動画がある。

（9－1）

https://medicalkidnap.com/2021/04/25/urgent-5-doctors-agree-that-covid-19-injections-are-bioweapons-and-discuss-what-to-do-about-it/

5人それぞれが自分の視点で意見を述べているが、5人全員が一致したことがある。

それは、**「コロナワクチンは大量殺戮《さつりく》を目的とした生物兵器」**ということである。斉藤新緑《しんりょく》議員が「ワクチンは殺人兵器」と言ってマスコミが騒いだけど、5人の医者も同じような結論に達したわけだ。

以下に、特に重要な点を紹介しよう。

Vaccine shedding

Language　　Watch　Edit

Vaccine shedding is a term used for the release of virus following administration of a live-virus vaccine. Shedding is a popular anti-vaccination trope,[1][2][3] but, with the exception of the oral polio vaccine (OPV) in the 1950s, there have been few documented cases of vaccine-strain virus infecting contacts of a vaccinated person.[4] Viral shedding is part of the normal mechanism of virus transmission.[5]

Shedding is impossible with killed vaccines, RNA vaccines or those made using only isolated proteins (most vaccines fall into one of these two classes), but a small number of vaccines contain live attenuated virus which can theoretically infect others. Not all pathogens are shed; shedding does not equal transmission; and transmission does not always cause disease.[6]

（9－2）

コロナワクチンの接種によってshedding（排出）が起こる、という指摘があるが、これは正確ではない。sheddingは生ワクチンの接種によって起こる現象だが、コロナワクチンはそうではないからだ。

というか、**そもそもコロナワクチンは「ワクチン」ではない。**感染症の予防を意図して打つ。それがワクチンだろう。しかしこの注射には、**ウイルス感染症から人々を守る成分は、何一つとして入っていない。**単純に、人を殺すために作られた生物兵器である。**（9－2）**

コロナワクチンはSARS2のスパイクタンパクに対抗する合成タンパクを体内で産生させる作用を持つ。これは従来のワクチンにはない働きである。いわば、

体が特殊なタンパク質の「工場」となる。産生されたタンパク質は、唾液、糞便《ふんべん》、汗、精液、血液などに分泌される。

これらの分泌物を通じて、伝染（transmission）が起こる。

この「工場」が停止するのかどうか、つまり、タンパク質の産生がストップするのかどうか、また、このタンパク質がどのような感染形態をとるのか（飛沫《ひまつ》感染か接触感染か）、未だ不明である。

「彼ら」としては、全人口に接種する必要はないと考えている。なぜなら、**接種者がキャリアーとして、大量殺戮生物兵器を散布する役割を期せずして担う**からだ。実際のところ、接種者こそがスプレッダーであり、コロナワクチン未接種者にコロナ様症状を引き起こしている。

P社製やM社製は2回接種が必要だが、JJ社製は1回の接種でいいということで、多くの人がJJ社製を打ったが、実のところ、**JJ社製こそ、最悪のワクチン**である。なぜなら、風邪の原因ウイルス（アデノウイルス）を含んでいるからだ。注射によって600億個ものアデノウイルス粒子が腕に注入されることになる。アデノウイルスの注入によりshedding が起これば、呼吸により容易に拡散する。

P社、M社、AZ社、JJ社、いずれのワクチンもスパイクタンパクを作ること、さらに、スパイクタンパクに対する抗体を作ることを目的にしている。これは**BBB（血液脳関門）を通過するし、遺伝子に作用するし、脳内のタンパク質に影響する。**

実際、コロナワクチンの経鼻投与が現在開発中である。つまり、経鼻吸引によっても簡単に脳まで届く。

ワクチンの後遺症をざっと挙げると、

・生理周期の乱れ、不妊、流産
・閉経後女性の再出血

・子宮全体がごっそりと剝離《はくり》した1症例もあった。
・性器腫脹、勃起不全
・血栓、鼻出血、下肢のあざ
・脳静脈血栓。これは一般に極めて稀な病気だが、ここ数か月で240もの症例報告がある。

悪影響は特に女性に出やすい。なぜだろうか？

女性の体は非常に精巧なメカニズム（妊娠、出産、生理周期の維持など）で成り立っている。コロナワクチンはこのメカニズムを破壊する。


P社やM社のmRNAワクチンに含まれる原材料として、**ナノ脂質分子（ナノボットあるいはハイドロジェル**とも呼ばれる）が挙げられる。ナノ脂質分子は、異物を破壊する体の防御機能を停止させる働きがある。

人間の体は見事なもので、異物の侵入に対して、それをすばやく無害化しようとする。「彼ら」としては毒物を注入したいのだから、体のこの防御機能は厄介である。そこで、毒物と一緒にハイドロジェルを注入すると、これが血中の防御系をかく乱させる。結果、体内の毒物は排出されず、体内にとどまることになる。ハイドロジェルは少なくとも数年間、体内にとどまる。

体内に貯留したハイドロジェルは、バイオセンサーとして利用できる。つまり、これらを通じて体内のデータを集めることもできるし、Ｗｉ－Ｆｉや5Gを通じて起動し、エネルギーやパルス波を発散することもできる。実際、ＥＭＦ（電磁場）のエネルギーを測定すると、1年前と比べて明らかに高くなっている。

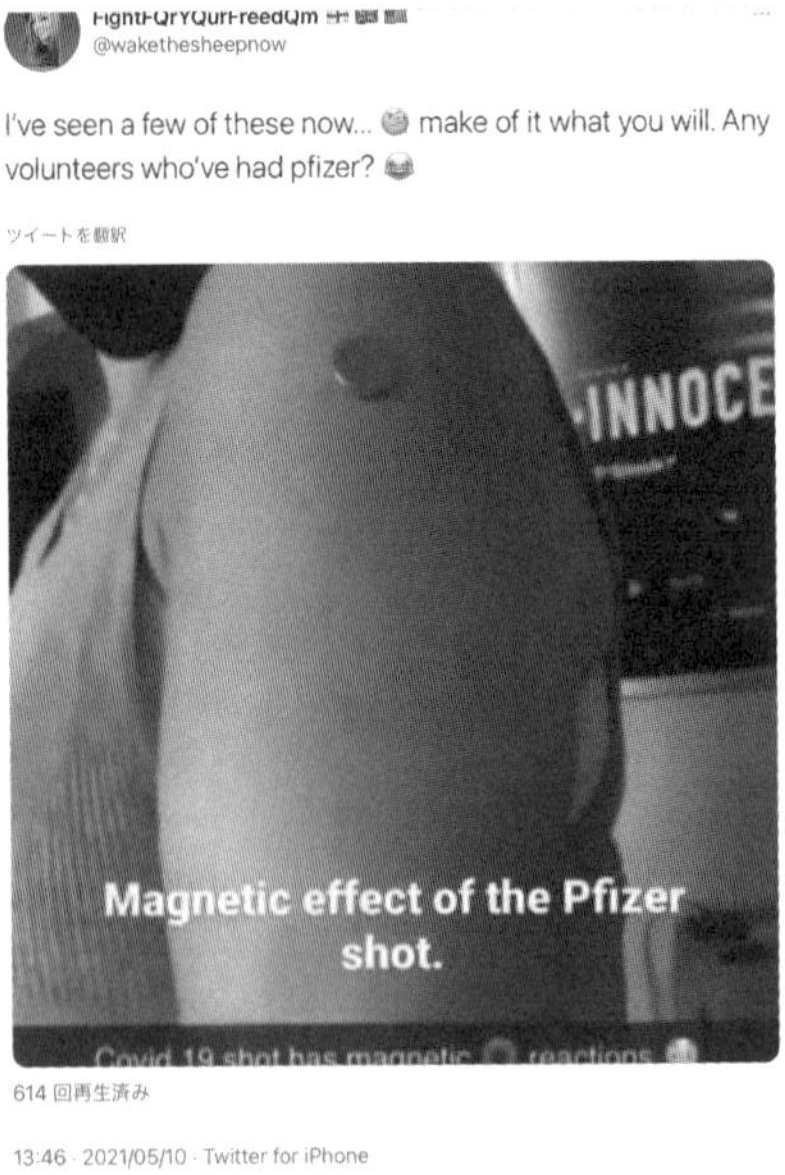
FightFQrYQurFreedQm
@wakethesheepnow
I've seen a few of these now... make of it what you will. Any volunteers who've had pfizer?
ツイートを翻訳
Magnetic effect of the Pfizer shot.
614 回再生済み
13:46 · 2021/05/10 · Twitter for iPhone
（9－3）

たとえば、この動画を見るといい。（9－3）

コロナワクチン接種者が、接種部位に磁石をあてる。すると、**磁石が接種部位にくっつく。**接種してない反対の腕に磁石をあてても、当然くっつかない。体内の電磁場を乱す何らかの物質が入っていることは間違いないだろう。しかしこの物質が何なのかは、わからない。

少し前、Lihsiaさんがうちのクリニックに来たとき、「この5人の医者の動画、すごくおもしろい」って言ってた。僕も同感。ぜひ日本語訳があれば、多くの人が見られるんだけど、80分くらいある長い動画だから、翻訳や編集作業が大変だろう**（巻末に一部の翻訳文を掲載しています）**。

さて、もうひとつ論文を。

『コロナのスパイクタンパクはACE2のダウンレギュレーション経由で内皮細胞の機能を損傷する』

https://www.ahajournals.org/doi/full/10.1161/CIRCRESAHA.121.318902

この論文がおもしろいのは、**スパイクタンパクが細胞内のミトコンドリアに悪影響を及ぼす**のを明らかにしたことだ。

「スパイクタンパクは、細胞内のシグナル伝達をこのように大きく変化させることで、結果、ミトコンドリアにダメージを与える。ミトコンドリアはシグナル伝達の司令塔である。炎症にも加齢にも関係しているし、細胞が〝生きるべきか死ぬべきか〟さえもミトコンドリアが指令を出している」

このミトコンドリアがダメージを受ければ、当然、細胞もダメになる。

今後コロナ（あるいはコロナワクチン）の毒性の研究は、「スパイクタンパクがどのような悪さをするか」という研究がメインになってくると思う。もうね、「コロナワクチンが体に有害か無害か」みたいな話はとっくに終わってて、有害に決まっている。「なぜ、どのように有害なのか」の機序の解明が焦点になってくるはずだけど、研究が難しいのは、ワクチンの製造業者が成分を完全には明らかにしていないことだ。**体内にダイレクトに注入す**

るものなのにその成分を公表してないって、ずいぶんデタラメな話じゃないですか？

このあたりは、**行政の不作為**として糾弾できるポイントだと思うの。「安心してコロナワクチンの接種を受けるために、ワクチンの成分をすべて公表して欲しい。そのために、行政が動いて、製薬会社にきっちり情報開示するよう指導して欲しい」座間市の三岬浩遵《みさきひろのぶ》さんならこういうふうに戦うと思う。

Chapter 10

コロナワクチンとフェリチン

2021/05/18

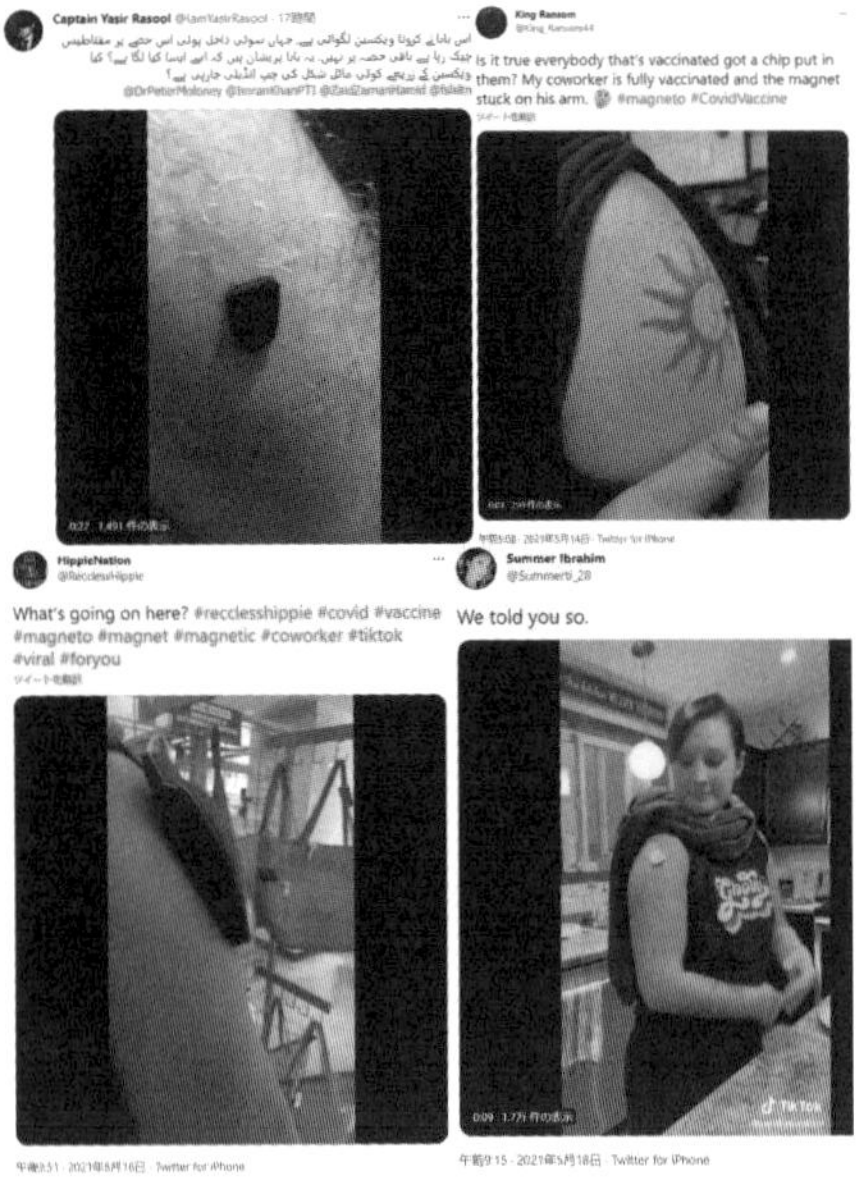

（10－1）

コロナワクチンを接種すると、接種部位に磁石がつく。世界中の人々が実証動画をSNS上にアップしている。（10－1）（10－2）

なぜだろう？　注入したのはただのワクチンの

はずである。なぜ、磁石がくっつく、などという現象が起こるのか？

　磁性を持つ金属、と聞いて思い浮かぶのは、まず、鉄である。その他、コバルトやニッケルも磁性を持つ（強磁性体）ことは高校で習った人も多いだろう。一方、銅やマンガンは磁石につかない非強磁性体だが、ちょっとした

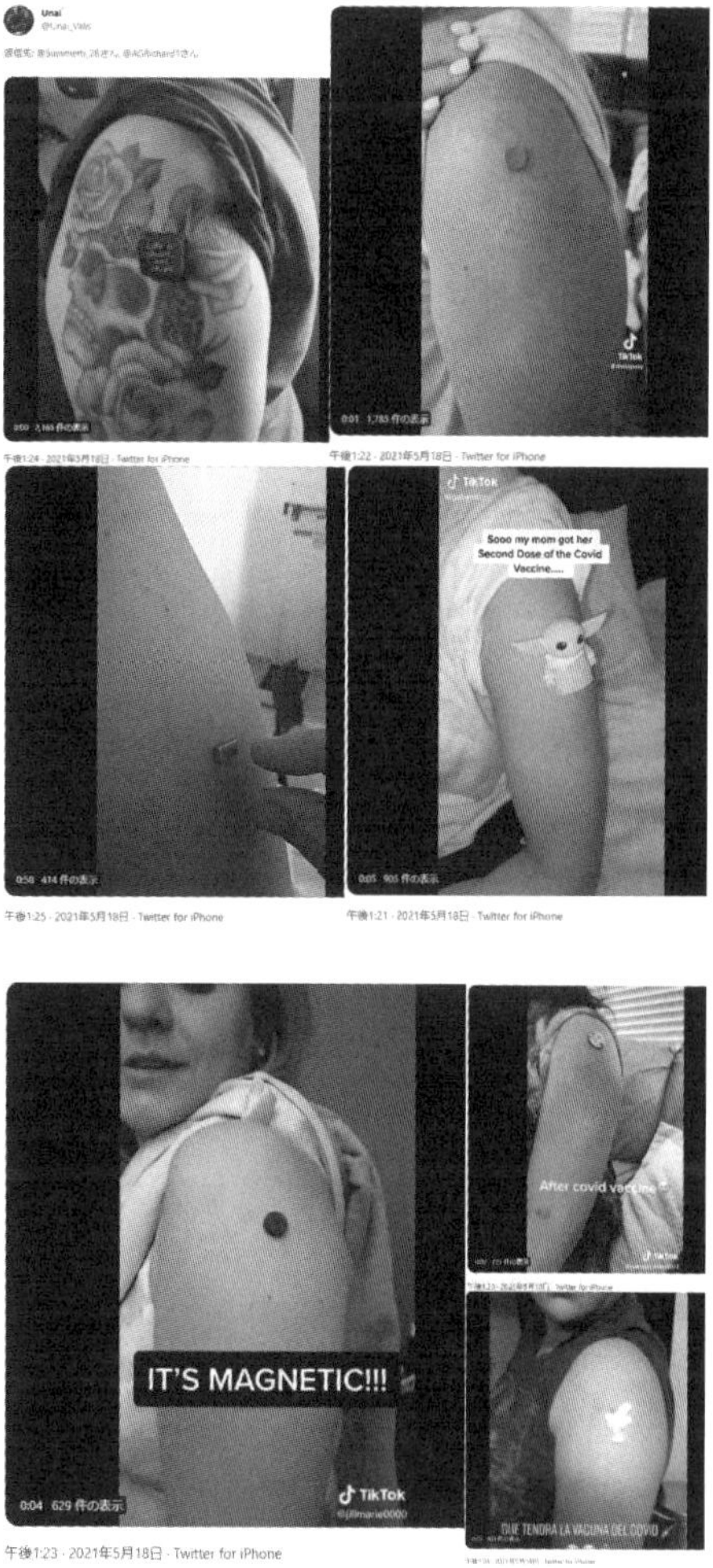

（10－2）

工夫で強磁性体になったりする。大学時代、一般教養で履修した化学の授業で、教授が「たとえば金は、通常は磁性を持たない。しかしナノレベルでは磁性を持つ」と言っていたのが意外で、印象に残っている。

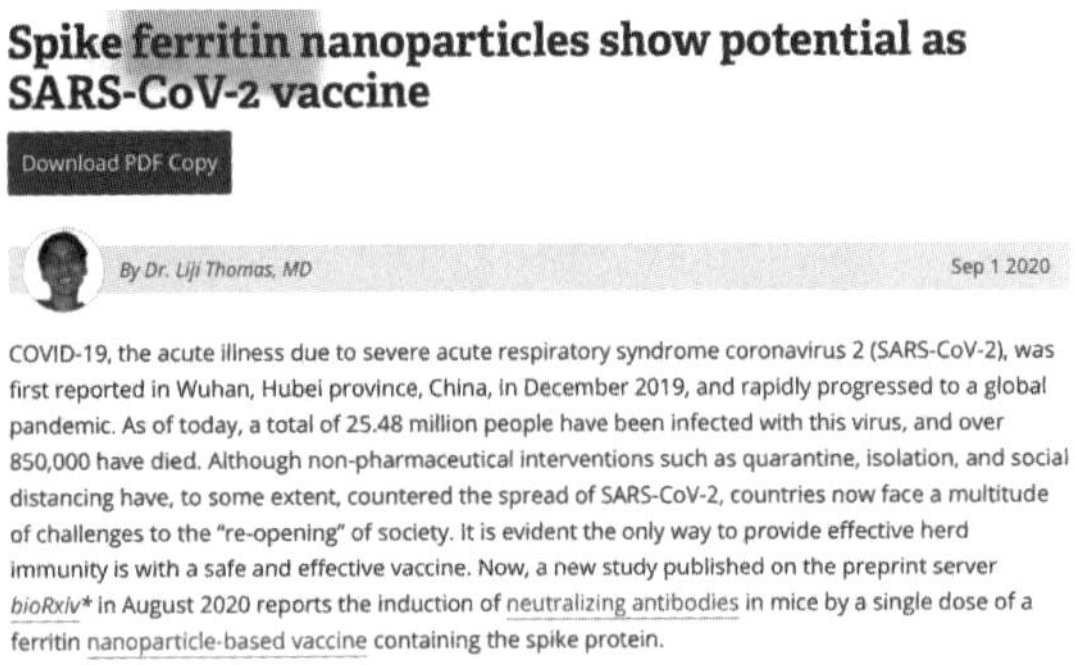
Spike ferritin nanoparticles show potential as SARS-CoV-2 vaccine

Download PDF Copy

By Dr. Liji Thomas, MD Sep 1 2020

COVID-19, the acute illness due to severe acute respiratory syndrome coronavirus 2 (SARS-CoV-2), was first reported in Wuhan, Hubei province, China, in December 2019, and rapidly progressed to a global pandemic. As of today, a total of 25.48 million people have been infected with this virus, and over 850,000 have died. Although non-pharmaceutical interventions such as quarantine, isolation, and social distancing have, to some extent, countered the spread of SARS-CoV-2, countries now face a multitude of challenges to the "re-opening" of society. It is evident the only way to provide effective herd immunity is with a safe and effective vaccine. Now, a new study published on the preprint server *bioRxiv** in August 2020 reports the induction of neutralizing antibodies in mice by a single dose of a ferritin nanoparticle-based vaccine containing the spike protein.

（10－3）

磁性について学問上のややこしい議論がいろいろあるけど、ＳＮＳ上にアップされていた上記の動画を見て、とりあえずシロートの素朴な直感として、「注射液に鉄が入っているのではないか？」と思った。

文献を漁《あさ》っているうちに、この直感が「当たらずとも遠からず」ということがわかった。

コロナワクチンには、フェリチンが含まれている。(10−3)

フェリチンというのは貯蔵鉄のことで、栄

養療法をやっている人にはおなじみの言葉だろう。臨床現場では、採血結果を見ながら「ヘモグロビンが低くて、さらにフェリチンも低い。鉄欠乏性貧血ですね」みたいな感じで利用されている。

「この文脈でフェリチンが出てくるのか」、と意外であると同時に、どこかなつかしい気持ちもした。というのは、フェリチンはコロナ騒動の比較的初期の頃にも話題になったから。たとえばこんなツイート。**(10－4)**

「血中フェリチン濃度はコロナの重症度と相関している。フェリチン2000以上では死亡リスクが高い」

識者からこういう指摘がなされたため、栄養療法界隈《かいわい》に衝撃が走った。当時「タンパク質と鉄をたっぷり摂《と》れば心も体もみるみる健康になる」という説があり、多くの人がこれを信じてプロテインパウダーや鉄剤をせっせと飲んでいた。しかし指摘によれば、**フェリチン高値は、どうやらコロナ重症化のリスク因子らしい**というのだから、騒ぎが起きないわけがない。**鉄剤礼賛**

ナカムラクリニック
@nakamuraclinic8

鉄欠乏性貧血の女性はフェリチンを上げよう上げようとして必死に鉄剤を飲んでることが多いものだけど、少なくとも世間がコロナコロナと騒がしいうちは、鉄剤の服用は控えておきませんか

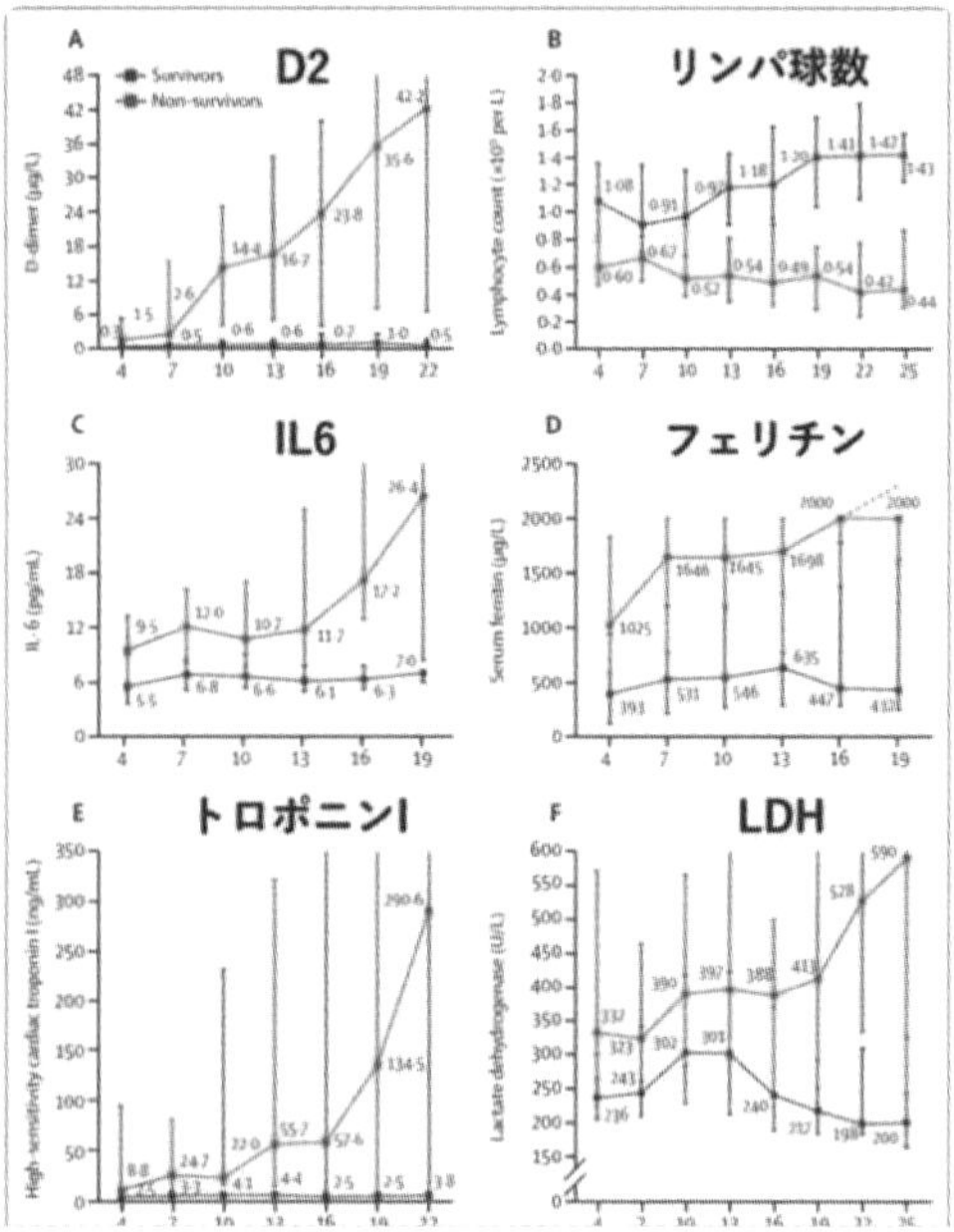

（10－4）

から一転、今度は鉄剤忌避が始まるという、極端な揺り戻しが起こった。**いい加減、極端から極端に走るの、やめませんか**（笑）。
あれから1年近くが経過した現在、栄養療法界隈の人々は喉元の熱さを忘

れ、また鉄剤を飲み始めた。

そもそも、コロナワクチンにフェリチンが入っているのは、一体なぜだろうか？

そのヒントを見つけた。2007年の記事である。（10－5）

『無線周波数活性化ナノ粒子が新たな医療を切り開くかもしれない』

https://arstechnica.com/science/2007/11/radio-frequency-activated-nanoparticles-may-be-a-magic-bullet/

「磁性を持つ物質からナノ粒子を

Radio frequency-activated nanoparticles may be a magic bullet

Matt Ford • 11/19/2007 9:35 pm • Science

View non-AMP version at arstechnica.com

One of the oft-stated goals in the drug development and delivery fields (typically cancer-related medicines) is the concept of a magic-bullet drug—something that acts only on cells or tissues that need the medicine. Traditional treatments simply deliver medicine into the entire body, healthy and unhealthy cells alike. If a method for delivering medicine only to damaged or cancerous cells could be found, the side effects of various treatments would be greatly reduced or eliminated all together. New work from research labs at various US universities has taken drug delivery one step closer to this ultimate goal.

Previous work carried out in the lab of lead author Sangeeta Bhatia developed multifunctional, injectable nanoparticles that would freely flow through the blood stream but would clump at tumor sites. The clumped particles could then be imaged by MRI and allow clinicians to see the tumors. Once the lab demonstrated the ability to see the clumps, Bhatia's coworker Geoff von Maltzahn asked the question, "Can we talk back to them?" The answer is yes. By creating the nanoparticles out of a material that was superparamagnetic—a material that heats up when exposed to a magnetic field—the researchers found that they could tether other molecules onto the nanoparticles and release them on cue with an applied magnetic field. Their work is reported in the latest edition of *Advanced Materials*.

（10－5）

作ること、つまり、磁場をかけると発熱する物質を作ることにより、他の分子をそのナノ粒子にくっつけることもできれば引き離すこともできる。

この研究で用いられたナノ粒子は、DNAらせん（熱に反応しやすい）で覆われていた。**この粒子に外部から電磁場（周波数３５０〜４００キロヘルツ）をかけると、発熱し、**DNA二重らせんをつなぐ水素結合が解離し、治療効果を持つ分子（抗癌作用のある分子など）も放出される」

ちょっと難しい文章だけど、乱暴に要約すると、

磁性を持つ物質から作ったナノ粒子を体内に注入すると、電磁場をオンにするかオフにするかで、そのナノ粒子の挙動を外部から思うがままに操作できる、ということです。

上記の文章では、この技術が夢の新薬（magic bullet）として紹介されている。たとえばナノ粒子化した抗癌剤を体内に注射し、それが腫瘍に集中したときに電磁場をかけることで、他の健康な細胞にはほとんど害のないまま、

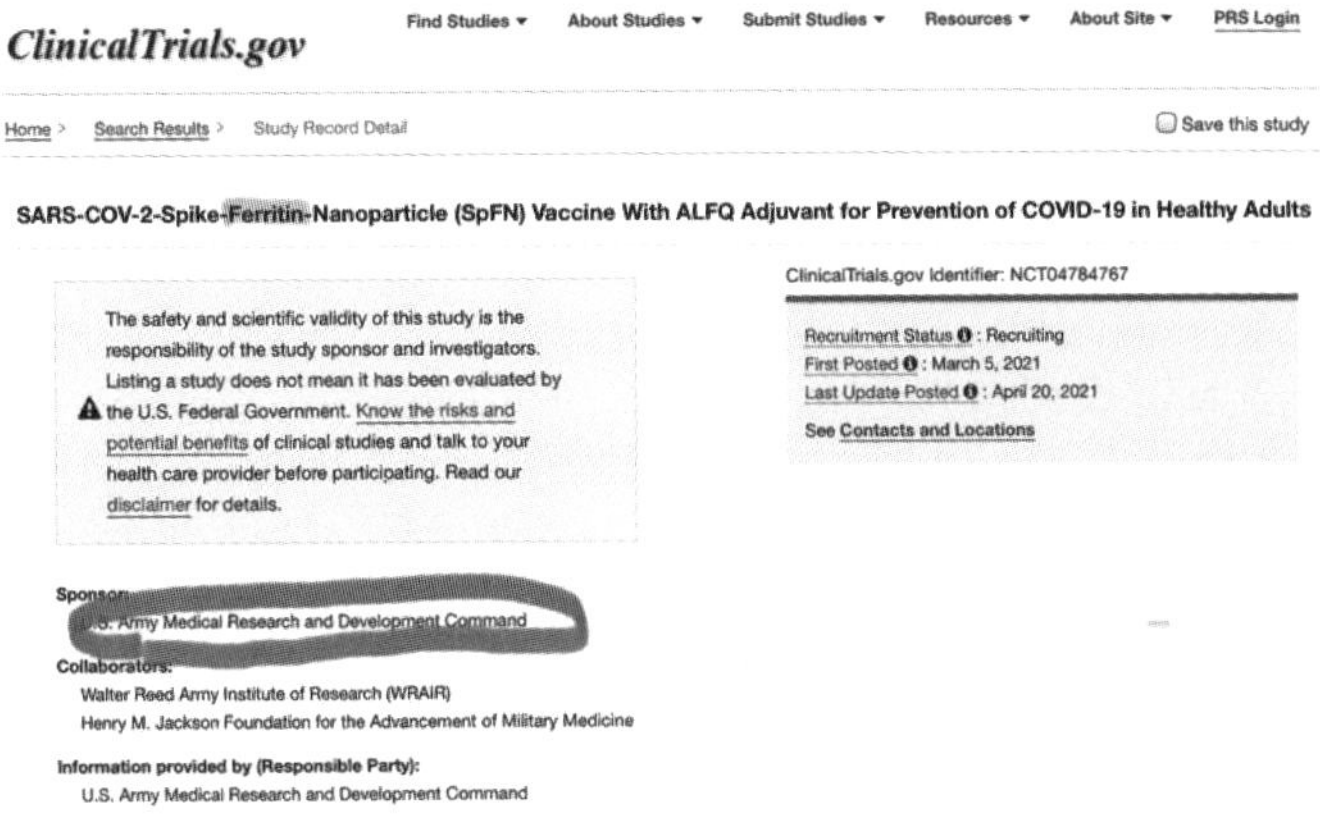
ClinicalTrials.gov

Find Studies ▾　About Studies ▾　Submit Studies ▾　Resources ▾　About Site ▾　PRS Login

Home ›　Search Results ›　Study Record Detail　　Save this study

SARS-COV-2-Spike-Ferritin-Nanoparticle (SpFN) Vaccine With ALFQ Adjuvant for Prevention of COVID-19 in Healthy Adults

The safety and scientific validity of this study is the responsibility of the study sponsor and investigators. Listing a study does not mean it has been evaluated by the U.S. Federal Government. Know the risks and potential benefits of clinical studies and talk to your health care provider before participating. Read our disclaimer for details.

ClinicalTrials.gov Identifier: NCT04784767

Recruitment Status : Recruiting
First Posted : March 5, 2021
Last Update Posted : April 20, 2021

See Contacts and Locations

Sponsor:
U.S. Army Medical Research and Development Command

Collaborators:
Walter Reed Army Institute of Research (WRAIR)
Henry M. Jackson Foundation for the Advancement of Military Medicine

Information provided by (Responsible Party):
U.S. Army Medical Research and Development Command

（10－6）

癌細胞にだけ抗癌剤を届けることも可能だと。

　文中には、この技術がワクチンに応用可能であることや、磁性を持つ物質としてフェリチンが使えることは、まだ言及されていない。

　しかし今や、新型コロナワクチンにフェリチンが使われていることは、秘密でも何でもなくなった。

『健康成人におけるコロナ予防のためのＡＬＦＱアジュバント含有コロナウイルス―スパイク―フェリチン―ナノ粒子（SpFN）ワクチン』

スポンサーに注目。（10―6）

米軍医療研究開発部隊（U.S. Army Medical Research and Development Command）

普通に、軍が背後にいる研究っていうね（笑）。

A single immunization with spike-functionalized ferritin vaccines elicits neutralizing antibody responses against SARS-CoV-2 in mice

Abigail E. Powell, Kaiming Zhang, Mrinmoy Sanyal, Shaogeng Tang, Payton A. Weidenbacher, Shanshan Li, Tho D. Pham, John E. Pak, Wah Chiu, Peter S. Kim

doi: https://doi.org/10.1101/2020.08.28.272518

Now published in *ACS Central Science* doi: 10.1021/acscentsci.0c01405

Abstract | Full Text | Info/History | Metrics | Preview PDF

Abstract

Development of a safe and effective SARS-CoV-2 vaccine is a public health priority. We designed subunit vaccine candidates using self-assembling ferritin nanoparticles displaying one of two multimerized SARS-CoV-2 spikes: full-length ectodomain (S-Fer) or a C-terminal 70 amino-acid deletion (SΔC-Fer). Ferritin is an attractive nanoparticle platform for production of vaccines and ferritin-based vaccines have been investigated in humans in two separate clinical trials. We confirmed

（10―7）

論文は他にもいろいろあって、たとえばこういうの（10―7）を読むと、ワクチンにフェリチンが使われている理由として、

・フェリチン分子が対称的な球状構造で安定している→温度変化や化学変化に安定

・その安定性ゆえにワクチンの抗原を付加するのに好都合

というのが挙げられている。

しかし、2007年に挙げられていた**「電磁場のオン／オフによって、ナノ粒子を自由に開裂できる」というメリットがまったく言及されていない。**

Neurophilosophy

Genetically engineered 'Magneto' protein remotely controls brain and behaviour

"Badass" new method uses a magnetised protein to activate brain cells rapidly, reversibly, and non-invasively

Mo Costandi

@mocost

Thu 24 Mar 2016 14.30 GMT

Researchers in the United States have developed a new method for controlling the brain circuits associated with complex animal behaviours, using genetic engineering to create a magnetised protein that activates specific groups of nerve cells from a distance.

Understanding how the brain generates behaviour is one of the ultimate goals of neuroscience - and one of its most difficult questions. In recent years, researchers have developed a number of methods that enable them to remotely control specified groups of neurons and to probe the workings of neuronal circuits.

（10－8）

2021年にそれを言うと、5Gとの関連を疑われるから黙ってるのかな、と勘ぐってしまうんだけど（笑）。

2016年にはこんな記事が出ていた。

『遺伝子組み換えされた〝マグネットタンパク〟が脳や行動を遠隔操作する』（10－8）

「米国の研究者が動物の複雑な行

動に関連する脳神経回路をコントロールする新たな手法を開発した。これは遺伝子操作を用いて磁性を持ったタンパク質を作り、これにより**遠く離れた場所からでも特定の神経細胞を活性化することができる**」

これ、すごくない？

人間を思い通りに操るのに、手間暇かけて洗脳したり、脳に電極を差し込んだりする必要がなくなった。何らかの方法で**〝マグネットタンパク〟を注入してやれば、それで行動を遠隔操作できる、**っていう。

具体的にどのように行動を操作できるのか？　研究者はこんな実験をしている。

「マウスの線条体（快楽ホルモンのドーパミンを産生する細胞があり報酬系や行動の動機付けに関与する）にマグネットタンパクを注入し、磁場をかけた場所か、磁場をかけてない場所を、自由に選べるようにする。すると、マグネットタンパクを注入されたマウスは**磁場をかけた場所でより長時間過ごす**ことが確認された。これは、マグネットタンパクが磁場により活性化することで、線条体細胞からドーパミンが放出され報酬系が刺激されるためである」

仮定の話だけど、**コロナワクチンにマグネットタンパクが含まれているとすれば、そして5Gを使って電磁場を作ることができるとすれば、**ワクチン接種者はどうなるか。

マウスが電磁場にとどまって快感を感じていたのと同じような行動をするかもしれない。大半の人間がただ受け身の快楽にふける無気力な奴隷になれば、権力者にとってこれほど支配しやすい存在はないだろう。

もちろん、すべて僕の妄想です（笑）。

Chapter 11

コロナ、HIV、狂牛病

2021/05/21

猿や豚は新型コロナウイルスに罹患《りかん》するが、マウスやラットは罹患しない。研究者にとって、これは厄介だ。猿や豚は、マウスよりも管理が大変だし生体反応が出るのに時間がかかるから。

そう、**マウスはコロナにかからない**。なぜなのか？

コロナはACE2（アンギオテンシン変換酵素2）の受容体を取っ掛かりにして細胞内に侵入するが、マウスではACE2タンパクの構造が異なるため、コロナウイルスが侵入できない。結果、コロナに感染しない。

そこで、マウスの遺伝子に手を加えてヒトのACE2を発現するように改

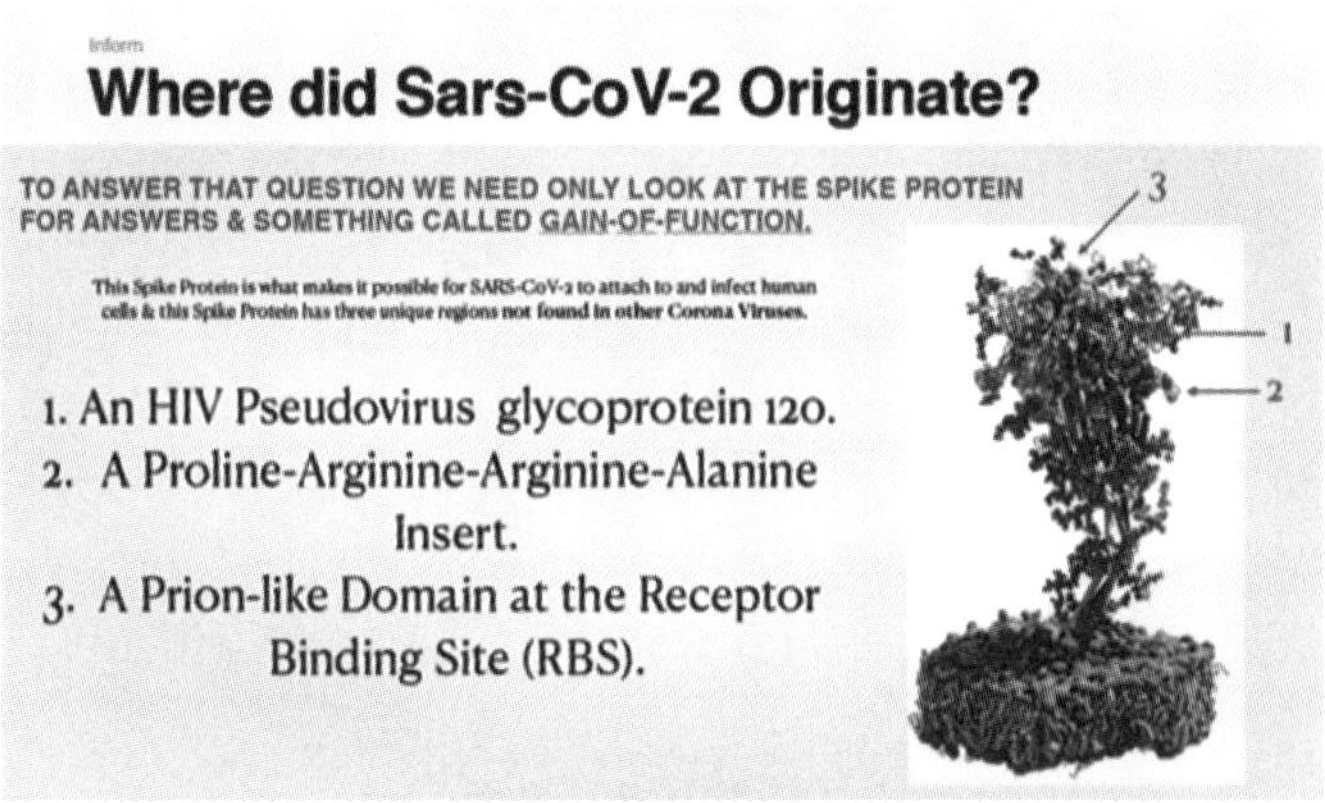
Inform
Where did Sars-CoV-2 Originate?
TO ANSWER THAT QUESTION WE NEED ONLY LOOK AT THE SPIKE PROTEIN FOR ANSWERS & SOMETHING CALLED GAIN-OF-FUNCTION.
This Spike Protein is what makes it possible for SARS-CoV-2 to attach to and infect human cells & this Spike Protein has three unique regions not found in other Corona Viruses.
1. An HIV Pseudovirus glycoprotein 120.
2. A Proline-Arginine-Arginine-Alanine Insert.
3. A Prion-like Domain at the Receptor Binding Site (RBS).
3
1
2

（11－1）

変したマウスが開発された。

https://academic.oup.com/nsr/article/8/2/nwaa285/6000225

マウスをコロナに罹患させることが可能になったわけだ。このおかげで研究能率が飛躍的に上がった。コロナウイルスがヒト細胞に感染するメカニズム、炎症や血栓を起こす機序、その他の毒性、また、治療法についてなど、現在も世界中で様々な研究が行われている。

こうした研究が進む中で、研究者の頭にひとつの疑問が浮かんだ。

そもそもコロナウイルスはどこから

来たのか？（11－1）

この問いに答えるには、スパイクタンパクに注目することである。

コロナウイルスの表面に発現するスパイクタンパクがヒト細胞に付着することで、感染が成立する。このスパイクタンパクを詳細に観察すると、以下の3つの部分から構成されている。

1．**HIVシュードウイルス糖タンパク120**

2．**プロリン－アルギニン－アルギニン－アラニン（PRRA）挿入部**

3．**受容体結合部位（RBS）のプリオン様ドメイン**

この3つは他のコロナウイルス属には見られない、新型コロナに特徴的な構造である。

このHIV由来の糖タンパクについて、武漢ウ

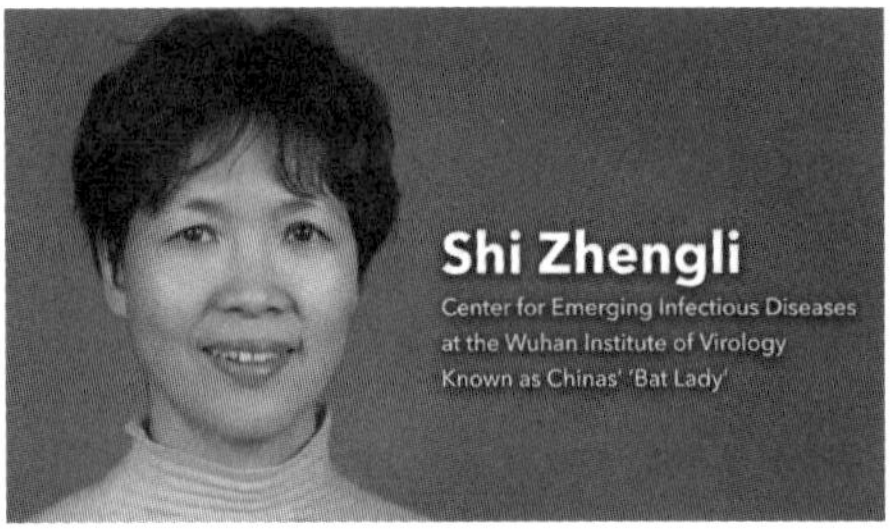
Shi Zhengli
Center for Emerging Infectious Diseases
at the Wuhan Institute of Virology
Known as Chinas' 'Bat Lady'
（11－2）

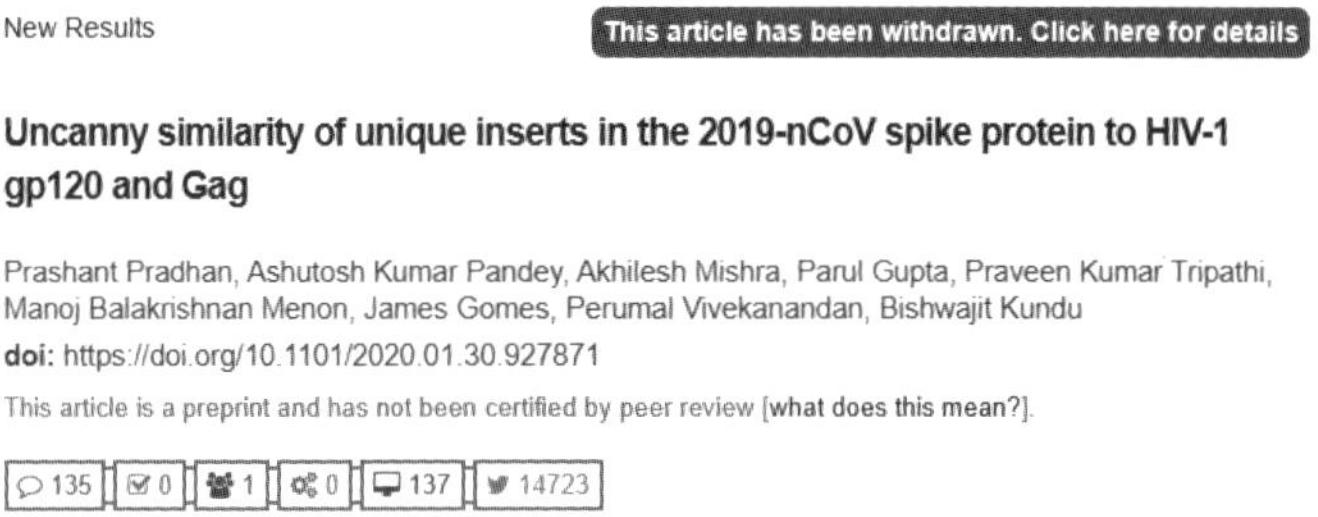
New Results

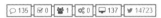

This article has been withdrawn. Click here for details

Uncanny similarity of unique inserts in the 2019-nCoV spike protein to HIV-1 gp120 and Gag

Prashant Pradhan, Ashutosh Kumar Pandey, Akhilesh Mishra, Parul Gupta, Praveen Kumar Tripathi, Manoj Balakrishnan Menon, James Gomes, Perumal Vivekanandan, Bishwajit Kundu

doi: https://doi.org/10.1101/2020.01.30.927871

This article is a preprint and has not been certified by peer review [what does this mean?].

135 | 0 | 1 | 0 | 137 | 14723

（11－3）

イルス研究所の研究者Shi Zhengliは**「このHIV由来の糖タンパクをスパイクタンパクに挿入することで感染性を高めることができる」**と認めている。（11―2）

これ、地味にすごい話だと思う。

コロナ騒動を1年以上追いかけている人なら、覚えてるんじゃない？「コロナはエイズウイルスが組み込まれた人工兵器だ」って一時期SNSで話題になったんだけど、そのもとになったのは2020年1月に出たこの論文。（11―3）

『コロナのスパイクタンパクにある独特な挿入箇所とHIV-1糖タンパク120、Gagの不気味な類似性』

"Uncanny similarity of unique inserts in the 2019-

nCoV spike protein to HIV-1 gp120 and Gag”
https://www.biorxiv.org/content/10.1101/2020.01.30.927871v1
uncanny（不気味）なんていう言葉がタイトルに出てくる論文は、他にないだろう。こういうのは論文の著者の暗黙のメッセージだと思う。
「コロナは生物兵器だ」と。
しかしもっと不気味なのは、この**論文が発表後すぐに撤回**されたことだ。相当な圧力があったんだろうね。

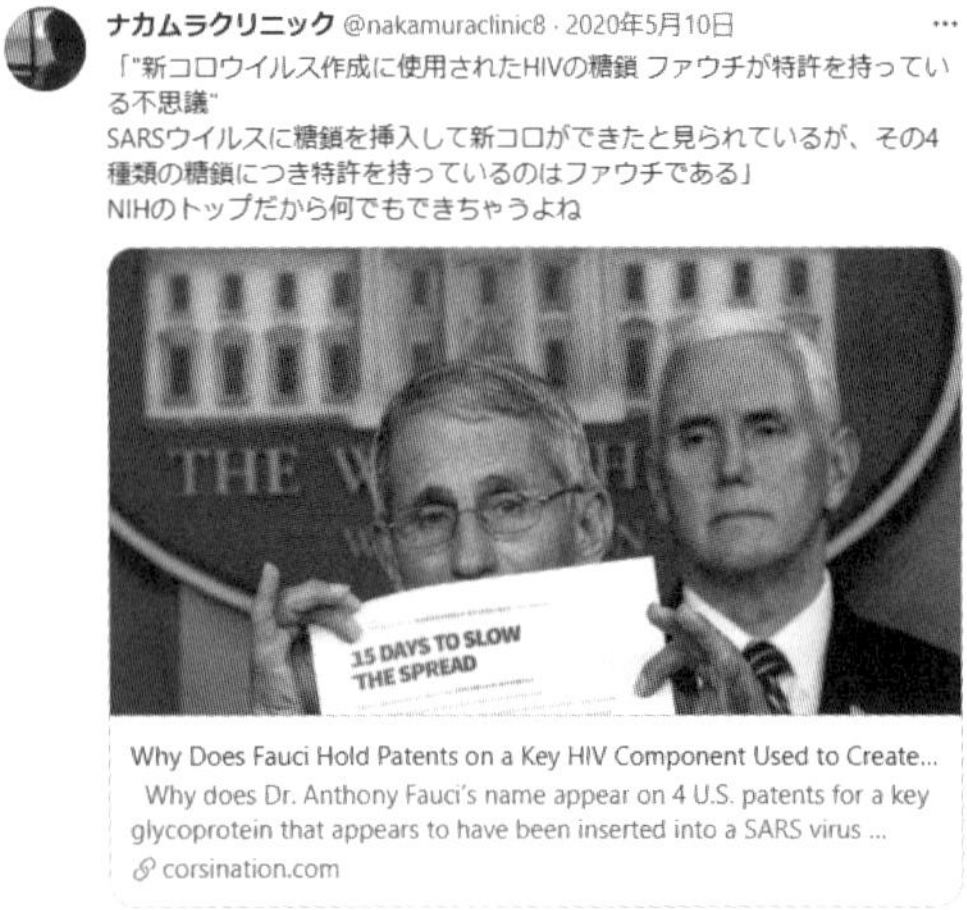
ナカムラクリニック @nakamuraclinic8 · 2020年5月10日
「"新コロウイルス作成に使用されたHIVの糖鎖 ファウチが特許を持っている不思議"
SARSウイルスに糖鎖を挿入して新コロができたと見られているが、その4種類の糖鎖につき特許を持っているのはファウチである」
NIHのトップだから何でもできちゃうよね
15 DAYS TO SLOW THE SPREAD
Why Does Fauci Hold Patents on a Key HIV Component Used to Create...
Why does Dr. Anthony Fauci's name appear on 4 U.S. patents for a key glycoprotein that appears to have been inserted into a SARS virus ...
corsination.com

（11－4）

HIV糖鎖の特許を持っているのはファウチだし、新型コロナウイルス作成に関与した学者本人が

「感染性を高めるためにＨＩＶ由来の糖タンパクを使ってる」と言っている。

（11―4）

もうこれが〝答え〟でしょ（笑）。

実際、糖タンパク１２０と前記２．のタンパク挿入部（PRRA insert）があるのとないのとでは、**コロナウイルスの感染性が4〜20倍も違ってくる。**

さて、前記３．も気になるところである。プリオンといえば狂牛病の原因物質。なぜこんな物騒な言葉がここで出てくるのか。

タンパク質は、刺激により形を変える（conformational change）。刺激には温度、pH、光、電圧など様々ある。たとえば牛乳を加熱すると白い膜ができるけど、あれも形態変化のひとつだ。

スパイクタンパク（ＨＩＶ糖タンパク１２０とＰＲＲＡ挿入部）にある種の刺激が加わると、プリオン様ドメインの形態が変化する。この形態異常を起こしたタンパク質が、また別の病態を引き起こす。

ヒトACE2を持つマウスをコロナウイルスに曝露させると、全個体のうち95％が2週間以内に死亡する。死んだマウスの脳を顕微鏡で観察すると、あちこちに空隙があってスカスカになっている。つまり、**脳がスポンジ状になっている。**

どこかで聞いたことがありませんか？

狂牛病の正式名称は、牛海綿状脳症（Bovine Spongiform Encephalopathy：BSE）。これに倣って言うと、マウス海綿状脳症が見られた、ということだ。

同じような実験を猿（マカク猿）でもやってみた。コロナウイルスに曝露させて、5週間後に脳を開いてみたところ、スポンジ脳症に加え、グリア細胞などの炎症性細胞の集積があり、さらにレビー小体も観察された。レビー小体はパーキンソン病や認知症との関連が指摘されている。

意外ではないですか？　呼吸器感染症だから、病変が肺にあるのなら何ら不思議はない。しかし、ネズミでも猿でも、脳に病変が見られた。これには研究者も驚いた。結論はひとつである。**「スパイクタンパクはＢＢＢ（血液脳関門）を通過する」**

その後の研究で、さらに**脂質ナノ粒子**（ファイザー製ワクチンに含まれる）**もＢＢＢを通過する**ことがわかった。

曝露から2週間してマウスの脳に異常が見られた。さて、マウスの2週間は、人間でいうとどれくらいの期間に相当するか、ご存じか？

ざっと、1・5年です。

今、我先にとコロナワクチンに飛びついている人が、将来どうなるか。**ワクチン接種の結果が明らかになるのは、それほど遠い未来ではないだろう。**

一時期、狂牛病が世界的な問題になったが、実は狂牛病の治療法はいまだに確立していない。だからこそ、彼らもプリオンに目を付けた。結局のとこ

ろ、

HIV＋狂牛病＝コロナ

つまり**コロナとは、解毒／治療方法のない生物兵器の粋を集めた人類叡智《えいち》の結晶、**ということが言えそうだ。

でもこんな叡智は、全然ありがたくないけど（笑）。

今回の記事を書くにあたっては、Del Matthew Bigtree の番組「The Highwire」を参考にした。

https://thehighwire.com/videos/is-covid-19-a-bio-weapon/

めちゃめちゃおもしろい動画なので、英語のできる人はぜひ見てください。

この動画でインタビューに応じているリチャード・フレミング博士が、Kevin W. McCairn という研究者の論文を参考にしたと言っていた。調べてみると、この人、京大霊長類研究所の所属だった。あまり表には出て来ないけど、日本でもコロナウイルスの研究はしっかり行われているのかもしれない。

Chapter 12

必見！コロナワクチンを打ったあとのデトックス

2021/05/29

聞き飽きたかもしれないけど、何度でも言います。

「コロナワクチンを打てば、死にます」

多くの学者がそのように警告している。ただ問題は、**いつ死ぬのか、**である。

マイク・イードン博士（元ファイザー社副社長）

「初回接種者のうち0・8％は2週間以内に死亡する。即死しなかったとしても、接種者の**見込み寿命（life expectancy）は平均2年**である。これは追加接種によって短縮する。数十億人が悶《もだ》え苦しみながら死ぬことになる。このワクチンの接種者が天寿を全うすることはない。生きながらえる期間は、

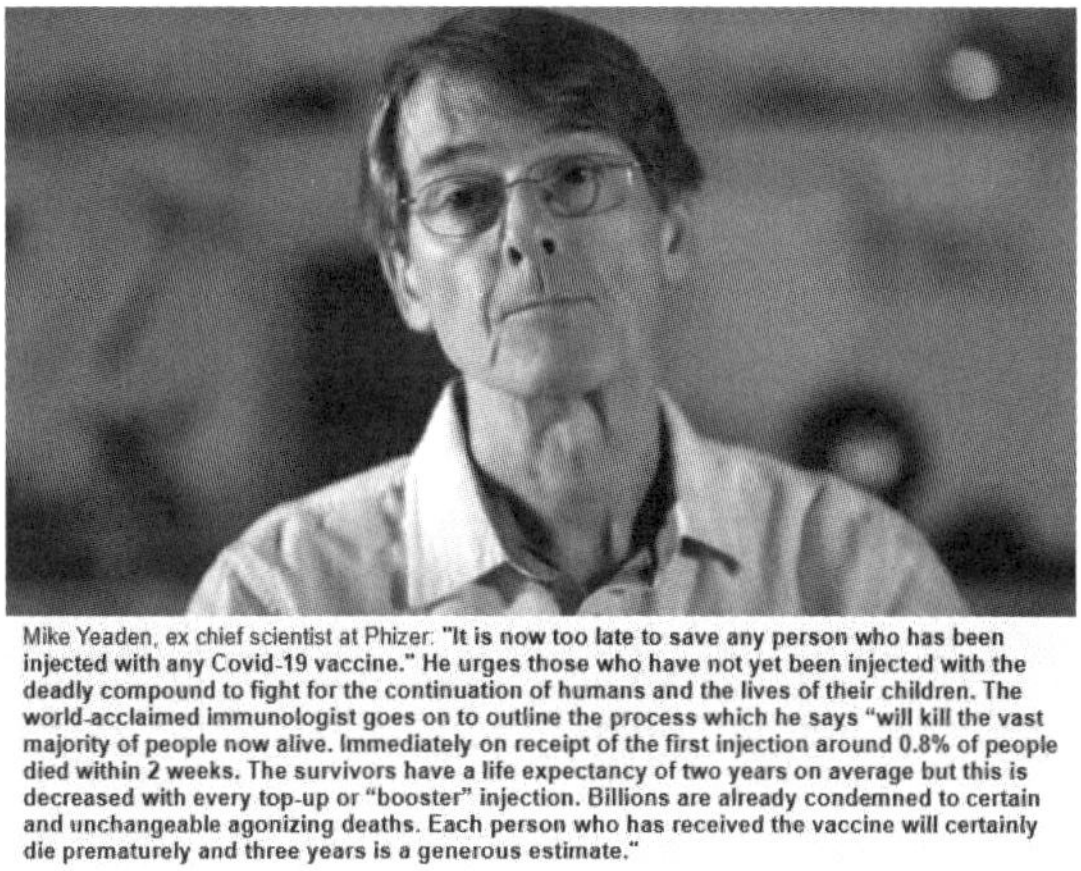
Mike Yeaden, ex chief scientist at Phizer: **"It is now too late to save any person who has been injected with any Covid-19 vaccine." He urges those who have not yet been injected with the deadly compound to fight for the continuation of humans and the lives of their children. The world-acclaimed immunologist goes on to outline the process which he says "will kill the vast majority of people now alive. Immediately on receipt of the first injection around 0.8% of people died within 2 weeks. The survivors have a life expectancy of two years on average but this is decreased with every top-up or "booster" injection. Billions are already condemned to certain and unchangeable agonizing deaths. Each person who has received the vaccine will certainly die prematurely and three years is a generous estimate."**

（12－1）

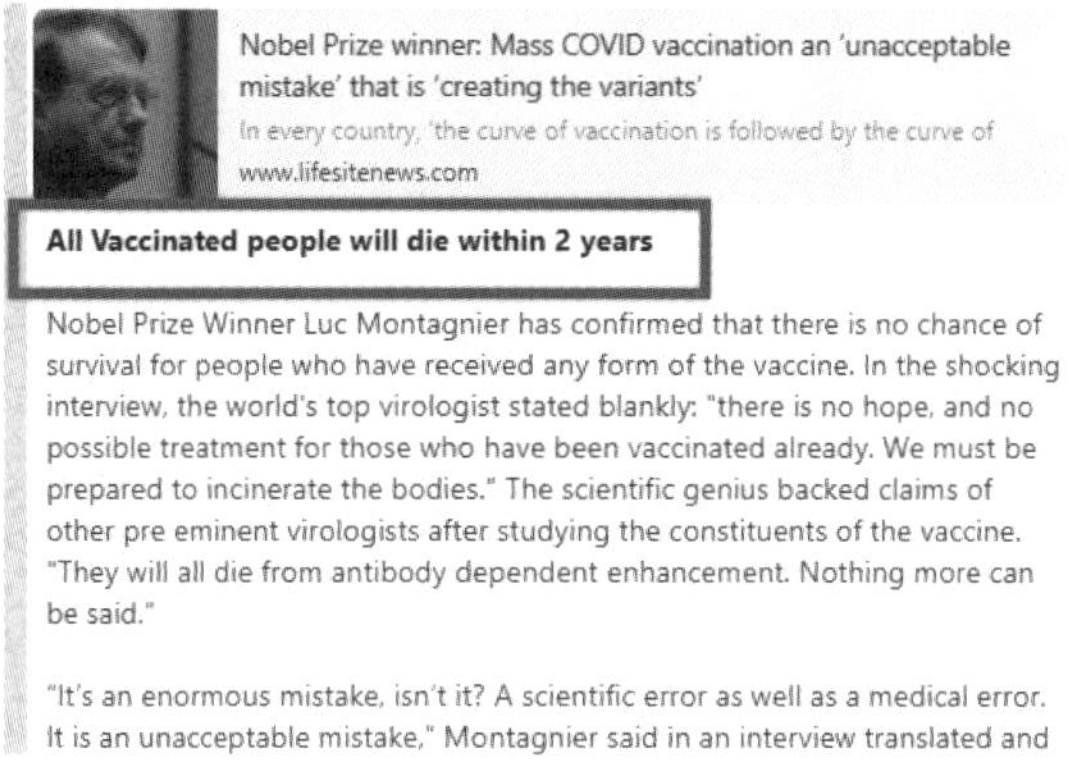
Nobel Prize winner: Mass COVID vaccination an 'unacceptable mistake' that is 'creating the variants'

In every country, 'the curve of vaccination is followed by the curve of

www.lifesitenews.com

All Vaccinated people will die within 2 years

Nobel Prize Winner Luc Montagnier has confirmed that there is no chance of survival for people who have received any form of the vaccine. In the shocking interview, the world's top virologist stated blankly: "there is no hope, and no possible treatment for those who have been vaccinated already. We must be prepared to incinerate the bodies." The scientific genius backed claims of other pre eminent virologists after studying the constituents of the vaccine. "They will all die from antibody dependent enhancement. Nothing more can be said."

"It's an enormous mistake, isn't it? A scientific error as well as a medical error. It is an unacceptable mistake," Montagnier said in an interview translated and

（12－2）

長く**見積もっても、せいぜい3年**である」（12―1）

リュック・モンタニエ博士（エイズウイルス発見者。ノーベル賞受賞者）

「**希望はない。**すでにワクチンを打った人に対する治療法はない。我々にできるのは、せいぜい大量の死者に備えて、火葬場の準備をしておくことぐらいである。ワクチン接種者は、抗体依存性増強（ADE）によって**全員2年以内に死亡**する。もはや他に話すべきことはない」（12―2）

バーノン・コールマン（作家）

「初回接種を生き残った人も、**今年の秋から冬にかけて大量に死に始める。**自然界に普通にあるコロナウイルス（野生型コロナウイルス）と接触すると免疫系でサイトカインストームが起こり、それにより死亡する」（12―3）

一番ゆるい予想で、イードン博士の「3年」。一番悲観的な予想は、コー

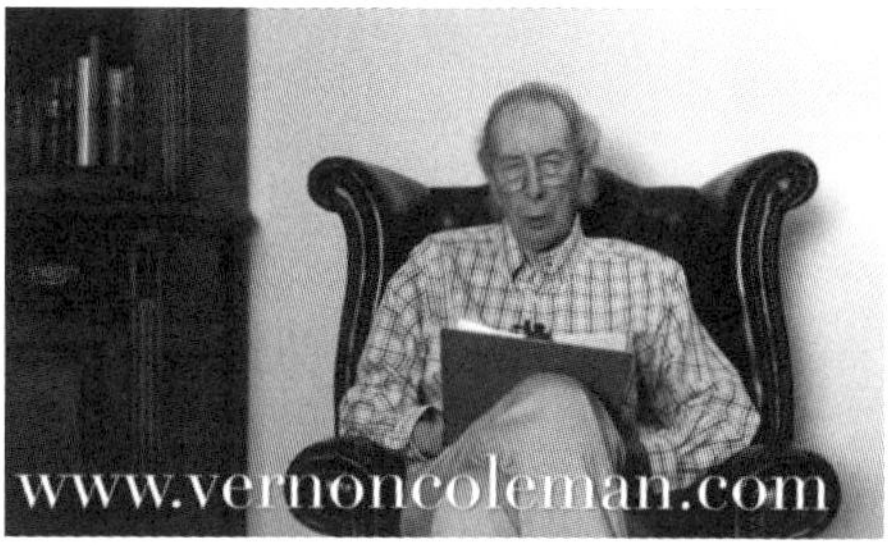

The Online Resistance Movement have a **most important message** for our helpers, supporters and readers : Dr. Vernon Coleman has **predicted MASS DEATH of the covid19 injected,** this autumn/fall **if they survive the first few hours post injection.** Dr. Coleman believes that when these covid19 injected people come directly into contact with the **naturally occurring wild coronavirus, then THE CYTOKINE STORM within their immune system begins and DEATH will SWIFTLY FOLLOW.**

（12－3）

ルマンの「今年の秋冬」。いずれにせよ、**一度ワクチンを打ってしまった人の未来は明るくない**という。

本当だろうか？

イードン博士はファイザー社の元副社長だから、コロナワクチンの裏の裏まで知っている。2年～3年と予想する根拠は、恐らく動物実験のデータだろう。ひょっとしたら人を対象にやっていたかもしれないけど（刑務所の囚人相手とか）、普通はネズミや猫を使ったデータだと思う。「コロナワクチンを接種した猫が全員死んだ。その死ぬまでの期間をヒトに換算すれば、2～3年だった」みたいなことだと思う。

個人的には、**2、3年あればできることはけっこうある**と思っています。結局コロナワクチンで死ぬ根本的な理由は、サイトカインストームによる血栓が原因なわけでしょ。だったら、**サイトカインストームを極力起こさないような食事、生活習慣を心がければいい。**

実験動物は日も差さない狭いケージのなかで、お決まりの固形飼料を与えられている。そういうストレスフルな環境下で飼われて2、3年の命、ということなんだから、**環境をもっと改善すれば寿命はもっと延長するのではないか？** 何なら**食事改善によってサイトカインストームの発症を防げるのではないか？**

もちろん、実際のところはわからない。すべて推測である。「そうだったらいいな」という希望を込めた推測に過ぎない。

ただ、**とにかく、希望を持ちたい**のよ。

モンタニエ博士みたいに「希望はない」とバッサリやられては、すでにワクチンを接種した人は、救いがない。あまりにもひどすぎる。

そこで以下に、サイトカインストームを防ぐ可能性のある方法を紹介します。

・板藍根《ばんらんこん》

実はこれは、去年の院長ブログで「コロナを防ぐ生薬」として紹介したことがある。

しかし、つい2日ほど前、当院で勤務する事務員（漢方に詳しい）の口からこの生薬の名前を聞いた。

「私の友人の漢方医がコロナワクチンを打ちました。彼の漢方クリニックで働くスタッフも全員打ちました。彼、事前に発熱などの副反応が出る可能性を認識していたものですから、**ワクチン接種の前後4日間、板藍根エキスを服用**したんですね。すると、**副反応がほとんどなかった、**っていうんです。スタッフには、板藍根エキスを服用した人と服用しなかった人がいたのですが、やはり、服用した人は接種後ほぼ無症状でした。しかし服用しなかった人では2回目接種後に発熱（38度台）、のどの痛みなどが出ました。

さらに、さすが漢方の先生ですね、ワクチン接種後の発熱症状に対しても漢方的な対処法があって、副反応の出たスタッフに芎帰調血飲《きゅうきちょうけついん》を処方しました。すると、2、3日できっちり解熱しました。

なぜ板藍根が効いたのか、知りたいですか？　そのためには、漢方の理解が必要です。発熱、漢方的には『温病《おんびょう》』と言いますが、どこに熱があるのか、その部位によって、衛、気、営、血の4パターンがあります。ざっと、衛は浅く、気は深く、営はさらに深く、血は最も深い。西洋医学でいうウイルスは、気分証や営分証にすぐに影響します。これに対応するには、涼血解毒《りょうけつげどく》の働きをする板藍根がいい、と考えたわけです。わかりましたか？」

いや、まったくわからへん（笑）。

分からないけど、とりあえず「効いた」という事実だけでいい。n数も小さいし、統計的にどうのこうのと言えるエビデンスではないけれど、何もヒントのない状況なのだから、empiric（経験的）な話だけでもありがたい。

・スラミン（松の葉抽出物）

ジュディー・マイコビッツ博士が「スラミン」という薬を紹介している（12−4）。アフリカ睡眠病に対する薬ということでWHOの必須医薬品リストにも収載されている薬だというが、日本での知名度はほぼゼロ。医者だって知らないだろう。

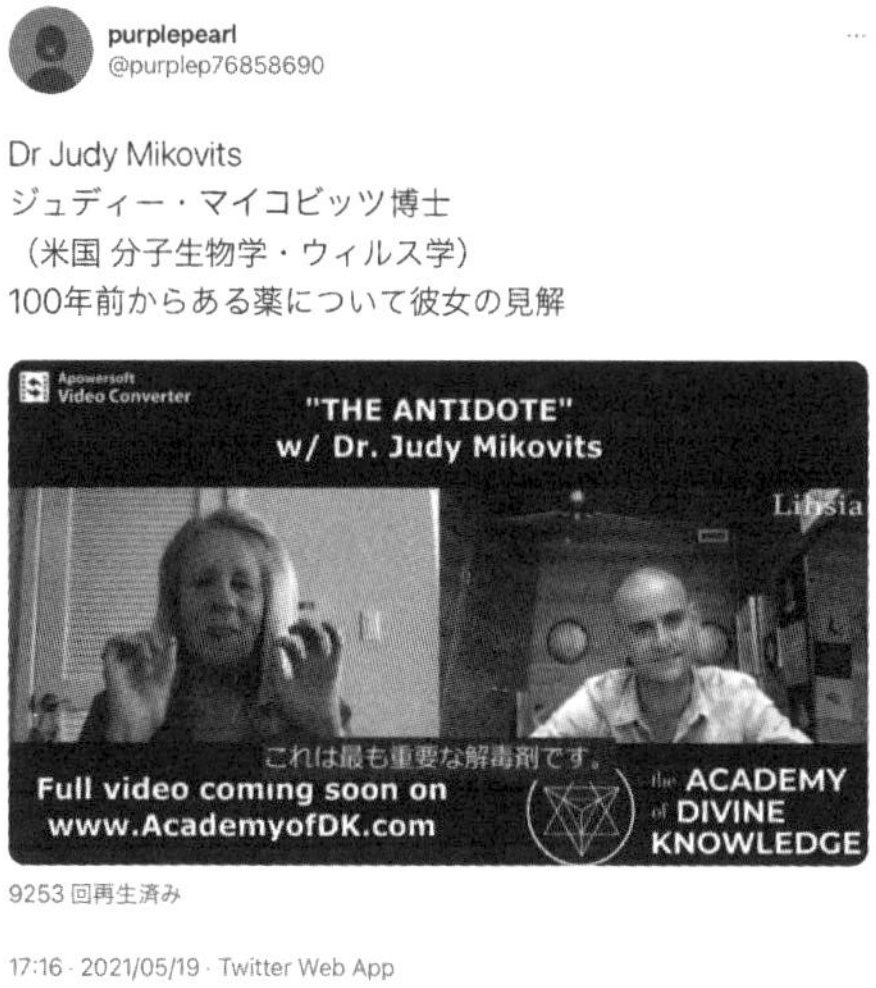
purplepearl
@purplep76858690
Dr Judy Mikovits
ジュディー・マイコビッツ博士
（米国 分子生物学・ウィルス学）
100年前からある薬について彼女の見解
Apowersoft Video Converter
"THE ANTIDOTE"
w/ Dr. Judy Mikovits
これは最も重要な解毒剤です。
Full video coming soon on
www.AcademyofDK.com
the ACADEMY of DIVINE KNOWLEDGE
9253 回再生済み
17:16 · 2021/05/19 · Twitter Web App

（12−4）

調べてみると、松の葉から抽出される成分だという。（12−5）

スラミンの作用は、**血液凝固カスケードの抑制作用と、RNAとDNAの複製／修飾を抑制**

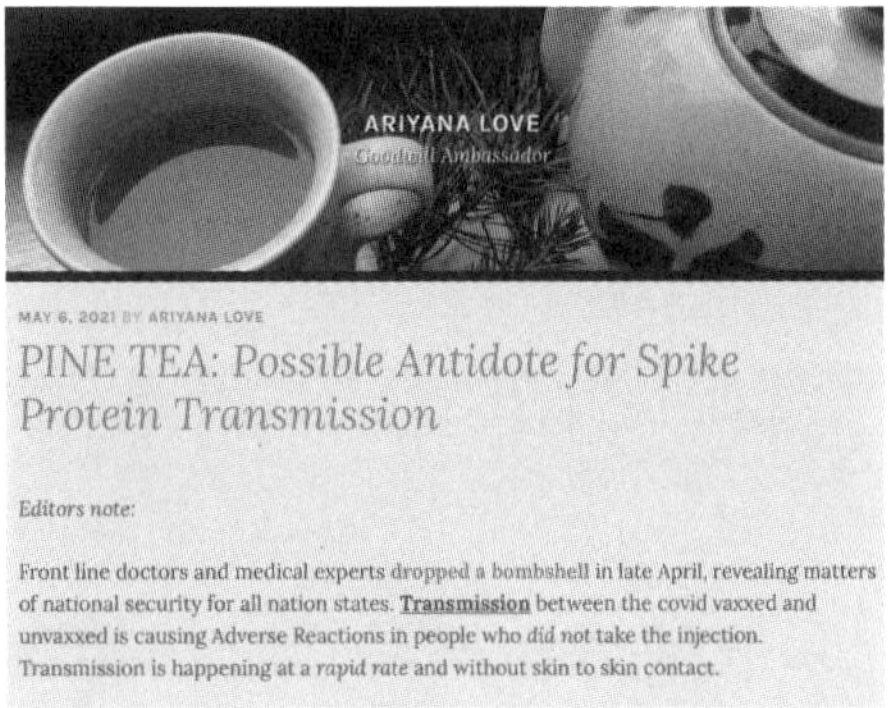
ARIYANA LOVE
Goodwill Ambassador

MAY 6, 2021 BY ARIYANA LOVE

PINE TEA: *Possible Antidote for Spike Protein Transmission*

Editors note:

Front line doctors and medical experts dropped a bombshell in late April, revealing matters of national security for all nation states. **Transmission** between the covid vaxxed and unvaxxed is causing Adverse Reactions in people who *did not* take the injection. Transmission is happening at a *rapid rate* and without skin to skin contact.

（12－5）

する作用、この2つである。

コロナ（あるいはコロナワクチン）の症状として、脳梗塞、心臓発作、肺血栓、月経周期異常、子宮脱、出血過多月経などが挙げられるが、これらはすべて、血栓症が根本にある。だから、結局、**血栓異常をしっかりストップすることができれば、コロナワクチンの被害も相当部分、食い止めることができる**はずである。そこで、スラミン（松の葉）の出番となる。

さらに、マイコビッツ博士によると、スラミンは、**ワクチン接種者から放出される病原体（スパイクタンパク）による感染にも有効**だという。

「ひとつ屋根の下で一緒に暮らす家族が、コロナワクチンを接種してしまった」という人は多いが、こういう人にとって、松の葉茶は福音となるに違い

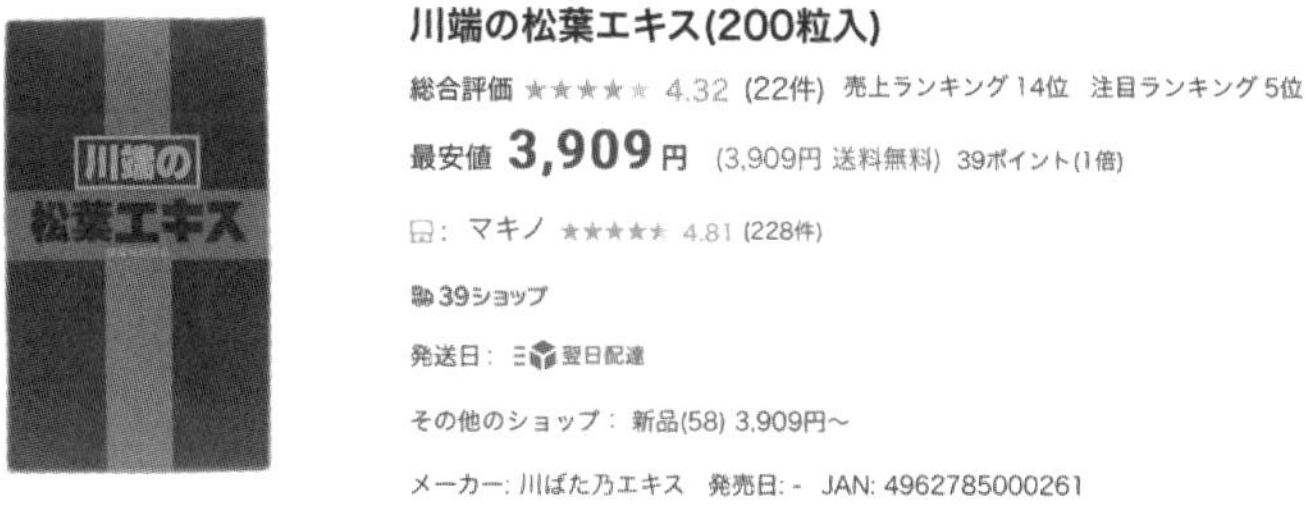
川端の
松葉エキス
川端の松葉エキス(200粒入)
総合評価 4.32 (22件) 売上ランキング 14位 注目ランキング 5位
最安値 3,909円 (3,909円 送料無料) 39ポイント(1倍)
マキノ 4.81 (228件)
39ショップ
発送日： 翌日配達
その他のショップ： 新品(58) 3,909円～
メーカー: 川ばた乃エキス 発売日: - JAN: 4962785000261

（12－6）

ない。

お茶を煮出すのがめんどくさい人には、こういう松葉エキスでも同じ効果が得られると思う。（12－6）

松の葉抽出物がコロナに効くかどうか、実際の論文は恐らくない。ただ、**「効く」と言っているのが、ジュディー・マイコビッツ博士その人であるということ。個人的には、もうこれだけで、説得力が倍増する。**極めて優秀でありながら、ファウチにキャリアをめちゃくちゃにされた女性科学者。この人はコロナ騒動の初期から一貫してキーパーソンだった。

・炭

たとえばこんな論文。

『炭はコロナ感染の結果を改善するか？』

https://pubmed.ncbi.nlm.nih.gov/33254498/

炭が解毒に効くことは昔から有名で、これがコロナにも効くのではないかと提唱する論文。有効性を証明した論文ではなく、あくまで「これこれこういう作用機序で効く可能性がありますよ」というだけの論文だけど、僕も効くと思う。

農薬による自殺企図や睡眠薬のＯＤ（過量服用）などに対して、活性炭は救急現場で当たり前に使われている。経口摂取すれば、**毒物に吸着して腸からの吸収を抑える。**さらに、炭分子が腸から吸収されて、**血液中にある毒物とも結合して排出**してくれる。

コロナワクチンに含まれる訳のわからない成分（磁石につく成分やBluetoothに反応する成分まで入っている）に対して、とりあえず活性炭を飲んでおくのは対処としてまず、間違いない。
炭はどんなものでもいいだろうけど、竹炭や麻炭がいいと思う。

Chapter 13

コロナワクチンは卵巣に蓄積する

2021/05/31

「コロナワクチン、12歳以上にも。早ければ月末にも」

明らかに、**狂気の加速度が増している。**

一方、コロナワクチンの毒性が次々と明るみに出ている。

ファイザー社の内部資料が流出し、以下のような研究が出てきた。

https://files.catbox.moe/0vwcmj.pdf

筋注したmRNAワクチンが体内のどこに運ばれ、どのように代謝される

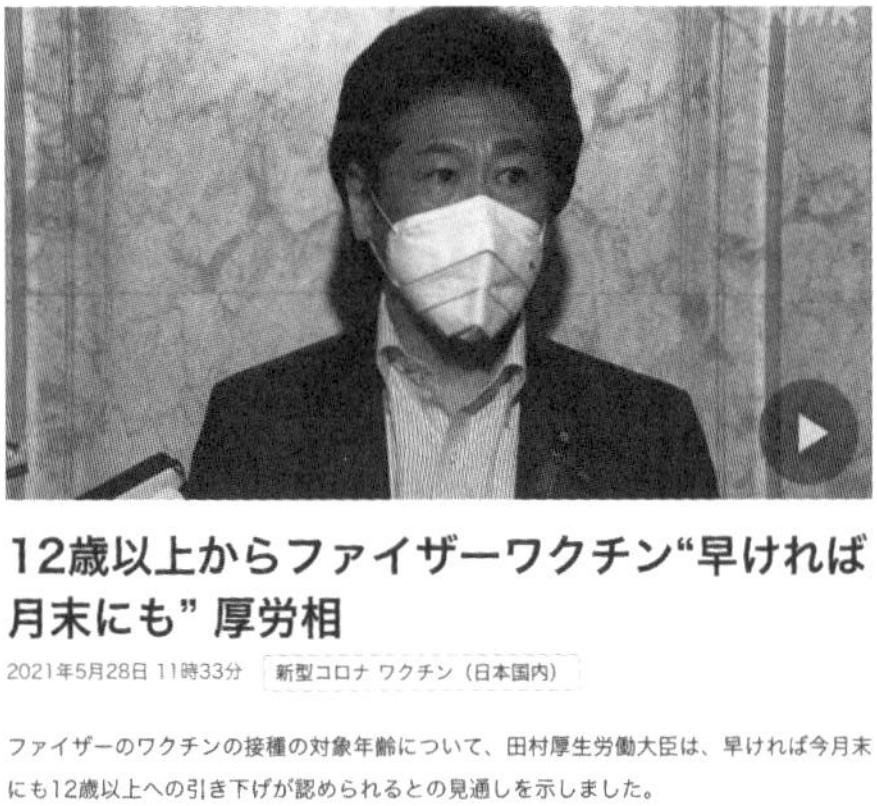
12歳以上からファイザーワクチン“早ければ月末にも” 厚労相

2021年5月28日 11時33分　新型コロナ ワクチン（日本国内）

ファイザーのワクチンの接種の対象年齢について、田村厚生労働大臣は、早ければ今月末にも12歳以上への引き下げが認められるとの見通しを示しました。

のか。これは研究者にとって重大な関心事である。というのは、たとえば成分の大半が肝臓で代謝／分解され、そのまま体外に排出されてしまっては、意味がない。何のためのワクチンなのか、ということになる。ワクチンの成分が、彼らの**〝狙うところ〟に、しっかり届いてもらわないと困る。**そこで、以下のような研究を行い、ワクチン成分の体内動態を調べた。

ルシフェラーゼ（下村脩《しもむらおさむ》がオワンクラゲから抽出した発光酵素）で標的したRNAを脂質ナノ粒子（LNP）で包み、これをネズミに筋注する。これでmRNAの体内での挙動を追いかけることができる。

SARS-COV-2 mRNA Vaccine (BNT162, PF-07302048)
2.6.5 Overview of Pharmacokinetic Test

Masking location: under adjustment

2.6.5.5B. PHARMACOKINETICS: ORGAN DISTRIBUTION CONTINUED

Test Article: [3H]-Labelled LNP-mRNA formulation containing ALC-0315 and ALC-0159 Report Number: 185350

Sample	Total Lipid concentration (µg lipid equivalent/g [or mL]) (males and females combined)							% of Administered Dose (males and females combined)						
	0.25 h	1 h	2 h	4 h	8 h	24 h	48 h	0.25 h	1 h	2 h	4 h	8 h	24 h	48 h
Lymph (mandibular)	0.064	0.189	0.290	0.408	0.534	0.554	0.727	-	-	-	-	-	-	-
Lymph node (mesenteric)	0.050	0.146	0.530	0.489	0.689	0.985	1.37	-	-	-	-	-	-	-
Muscle	0.021	0.061	0.084	0.103	0.096	0.095	0.192	-	-	-	-	-	-	-
Ovaries (females)	0.104	1.34	1.64	2.34	3.09	5.24	12.3	0.001	0.009	0.008	0.016	0.025	0.037	0.095
Pancreas	0.081	0.207	0.414	0.380	0.294	0.358	0.599	0.003	0.007	0.014	0.015	0.015	0.011	0.019
Pituitary gland	0.339	0.645	0.868	0.854	0.405	0.478	0.694	0.000	0.001	0.001	0.001	0.000	0.000	0.001
Prostate (males)	0.061	0.091	0.128	0.157	0.150	0.183	0.170	0.001	0.001	0.002	0.003	0.003	0.004	0.003
Salivary glands	0.084	0.193	0.255	0.220	0.135	0.170	0.264	0.003	0.007	0.008	0.008	0.005	0.006	0.009
Skin	0.013	0.208	0.159	0.145	0.119	0.157	0.253	-	-	-	-	-	-	-
Small intestine	0.030	0.221	0.476	0.879	1.28	1.30	1.47	0.024	0.130	0.319	0.543	0.776	0.906	0.835
Spinal cord	0.043	0.097	0.169	0.250	0.106	0.085	0.112	0.001	0.002	0.002	0.003	0.001	0.001	0.001
Spleen	0.334	2.47	7.73	10.3	22.1	20.1	23.4	0.013	0.093	0.325	0.385	0.982	0.821	1.03
Stomach	0.017	0.065	0.115	0.144	0.268	0.152	0.215	0.006	0.019	0.034	0.030	0.040	0.037	0.039
Tests (Males)	0.031	0.042	0.079	0.129	0.146	0.304	0.320	0.007	0.010	0.017	0.030	0.034	0.074	0.074
Thymus	0.088	0.243	0.340	0.335	0.196	0.207	0.331	0.004	0.007	0.010	0.012	0.008	0.007	0.008
Thyroid	0.155	0.536	0.842	0.851	0.544	0.578	1.00	0.000	0.001	0.001	0.001	0.001	0.001	0.001
Uterus (females)	0.043	0.203	0.305	0.140	0.287	0.289	0.456	0.002	0.011	0.015	0.008	0.016	0.018	0.022
Whole blood	1.97	4.37	5.40	3.05	1.31	0.909	0.420	-	-	-	-	-	-	-
Plasma	3.97	8.13	8.90	6.50	2.36	1.78	0.805	-	-	-	-	-	-	-
Blood: plasma ratio	0.815	0.515	0.550	0.510	0.555	0.530	0.540	-	-	-	-	-	-	-

PFIZER CONFIDENTIAL
Page 7

（13－1）

ワクチンの成分、どこに最も蓄積したと思いますか？　結果は以下の表にある。（13－1）

接種部位、脾臓《ひぞう》、肝臓に多いことは想定内。体内に入り込んだ脂質ナノ粒子を白血球が貪食し、それが脾臓や肝臓にたまって、高濃度に蓄積したものと考えられる。

しかし意外なのは、**卵巣**である。卵巣に高濃度のmRNAが見られた。

いいですか。ここ重要なのでもう一度言います。

脂質ナノ粒子抱合ｍＲＮＡは、卵巣に高濃度に蓄積します。

これがどういう意味か、わかりますか？

すでに以前にお伝えしたように、**コロナワクチンに含まれるｍＲＮＡは接種者のＤＮＡに取り込まれ、遺伝子を改変する。**

『逆転写されたSARS-CoV-2 RNAはヒト培養細胞のゲノムに取り込まれ、患者由来組織に発現する』

https://pubmed.ncbi.nlm.nih.gov/33958444/

「遺伝子を改変する」と漠然といっても、具体的にどこの遺伝子に影響を与えるのか、よくわからなかった。しかし上記の実験を踏まえれば、ある予想が立つ。

卵巣を構成する細胞のＤＮＡに取り込まれ、次世代に悪影響を与えるので

はないか。つまり、不妊になる可能性が懸念される。

さらに、こんな漏洩《ろうえい》文書もある。

https://jp.sputniknews.com/covid-19/202104248336211/

２０２１年初頭、欧州医薬品庁（ＥＭＡ）のサーバーから流出した文書をフランスのル・モンド紙がスクープ。

「実験室でのテスト段階から、世界中に配給する大規模生産に切り替えたとき、ＲＮＡの完全性（RNA integrity number；RIN）が大幅に減少していた。品質指標は78・１％から59・７％に、一部のバッチでは51％にまで低下していた。これはつまり、**ワクチンの活性物質の濃度が低いだけではなく、40％以上のｍＲＮＡが不安定で、体内でランダムに有害な命令を出す恐れ**があるということである。ファイザー社はこの問題を把握しており、投与量を増やすことでこの問題の克服を試みたが、結果は、炎症、血栓症、発作などの有害事象の発生を増やしただけのことだった」

こんなツイートがあった。（13―2）

AZワクチンを電気泳動してみると、特にABV5811で**「承認内容に含まれていない不明物質」のバンドが多かった、**という。

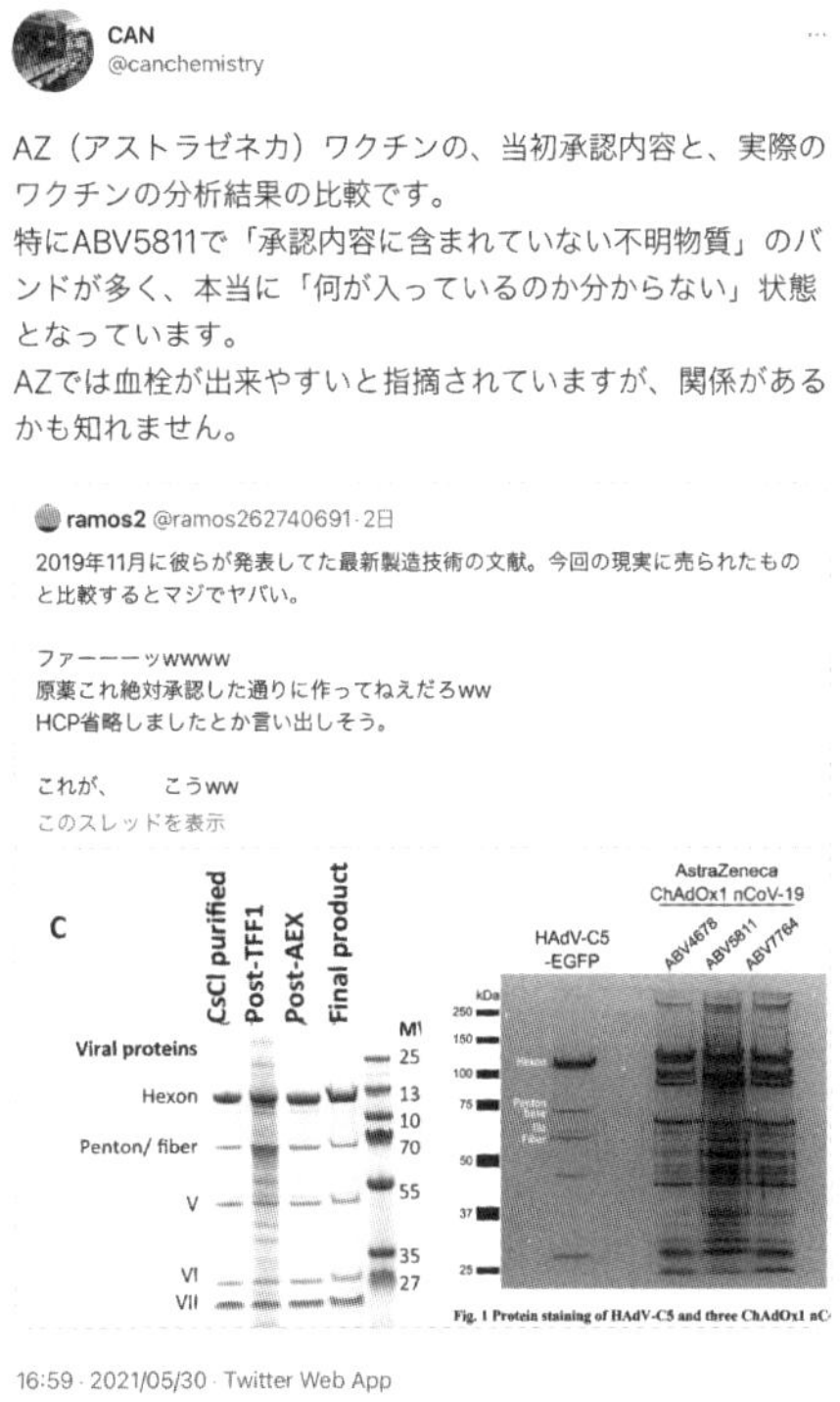

CAN
@canchemistry

AZ（アストラゼネカ）ワクチンの、当初承認内容と、実際のワクチンの分析結果の比較です。
特にABV5811で「承認内容に含まれていない不明物質」のバンドが多く、本当に「何が入っているのか分からない」状態となっています。
AZでは血栓が出来やすいと指摘されていますが、関係があるかも知れません。

ramos2 @ramos262740691・2日
2019年11月に彼らが発表してた最新製造技術の文献。今回の現実に売られたものと比較するとマジでヤバい。

ファーーーッwwww
原薬これ絶対承認した通りに作ってねえだろww
HCP省略しましたとか言い出しそう。

これが、　　こうww
このスレッドを表示

16:59 · 2021/05/30 · Twitter Web App

（13－2）

だいたい、すべての成分を公開していないって、フェアじゃない。普通の人は、添付文書にはすべての成分が記載されている、と思うでしょうが。老舗のソバ屋が「うちのダシの味は秘伝で、詳しい成分のことはお伝えできません」とかならわかるよ（笑）。でも体に注入するワクチンで、そういう企業秘密があってはいけない。ちゃんとオープンにしてもらわないと。

さらに、日本の仕事。（13－3）

「コロナウイルスに感染すると、感染を防ぐ中和抗体ばかりでなく、**感染を増強させる抗体（感染増強抗体）が産生される**」

これ、**ワクチンを打ちまくった国で感染爆発が起こった理由そのもの**じゃないの？

さて、こんなワクチンを子供に打つという狂気が、現在進行形で起こっている。

「12歳以下の小児コロナワクチン治験に参加した二人のことを誇りに思います。なんて勇敢なのでしょう。科学のために、他の子供たちのために、注射

新型コロナウイルスの感染を増強する抗体を発見

―COVID-19 の重症化に関与する可能性―

❖ 研究成果のポイント

- 新型コロナウイルスに感染すると、感染を防ぐ中和抗体ばかりでなく、感染を増強させる抗体（感染増強抗体）が産生されることを発見した。
- 感染増強抗体が新型コロナウイルスのスパイクタンパク質の特定の部位に結合すると、抗体が直接スパイクタンパク質の構造変化を引き起こし、その結果、新型コロナウイルスの感染性が高くなることが判明した。
- 感染増強抗体は中和抗体の感染を防ぐ作用を減弱させることが判明した。
- 新型コロナウイルス感染症（COVID-19）重症患者では、感染増強抗体の高い産生が認められた。また、非感染者においても感染増強抗体を少量持っている場合があることが判明した。
- 感染増強抗体の産生を解析することで、重症化しやすい人を検査できる可能性がある。また、本研究成果は、感染増強抗体の産生を誘導しないワクチン開発に対しても重要である。

❖ 概要

大阪大学の荒瀬尚教授を中心とした微生物病研究所・蛋白質研究所・免疫学フロンティア研究センター・感染症総合教育研究拠点・医学系研究科等から成る研究グループは、COVID-19 患者由来の抗体を解析することにより、新型コロナウイルスに感染すると感染を防御する中和抗体ばかりでなく、感染性を高める感染増強抗体が産生されていることを初めて発見した。

❖ 本研究の背景

新型コロナウイルスのスパイクタンパク質の受容体結合部位(RBD)[*1] に対する抗体は、ヒトの受容体である ACE2[*2] との結合を阻害することにより、新型コロナウイルスの感染を抑える中和抗体として重要な機能を担っている。一方、スパイクタンパク質の他の部位に対する抗体の機能は不明だった。

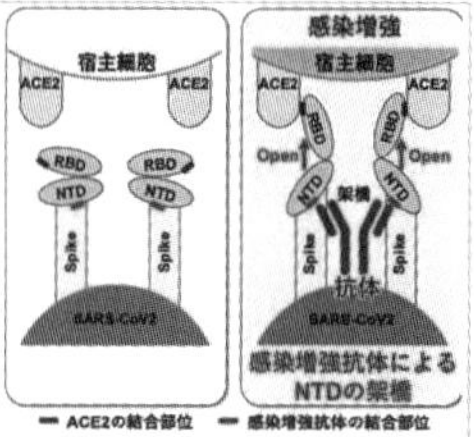

スパイクタンパク質（Spike）の NTD の感染増強部位に抗体（紫色）が結合すると感染性が増大する。

❖ 本研究の成果

新型コロナウイルスに感染すると中和抗体ばかりでなく、感染を増強する抗体が産生されることが判明した。さらに、感染増強抗体が産生されると、中和抗体の作用が減弱することが判明した。中和抗体は RBD を認識するのに対して、感染増強抗体は NTD[*3] の特定の部位を認識することが明らかとなった（**上図**）。また、感染増強抗体は重症患者で高い産生が認められたほか、非感染者でも感染増強抗体を少量持っている場合があることが判明した。

（13－3）

を受けてくれたのです」（13－4）

いや、勇敢というか、児童虐待ですから。

子供だって死にますよ、普通に。（13－5）

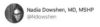

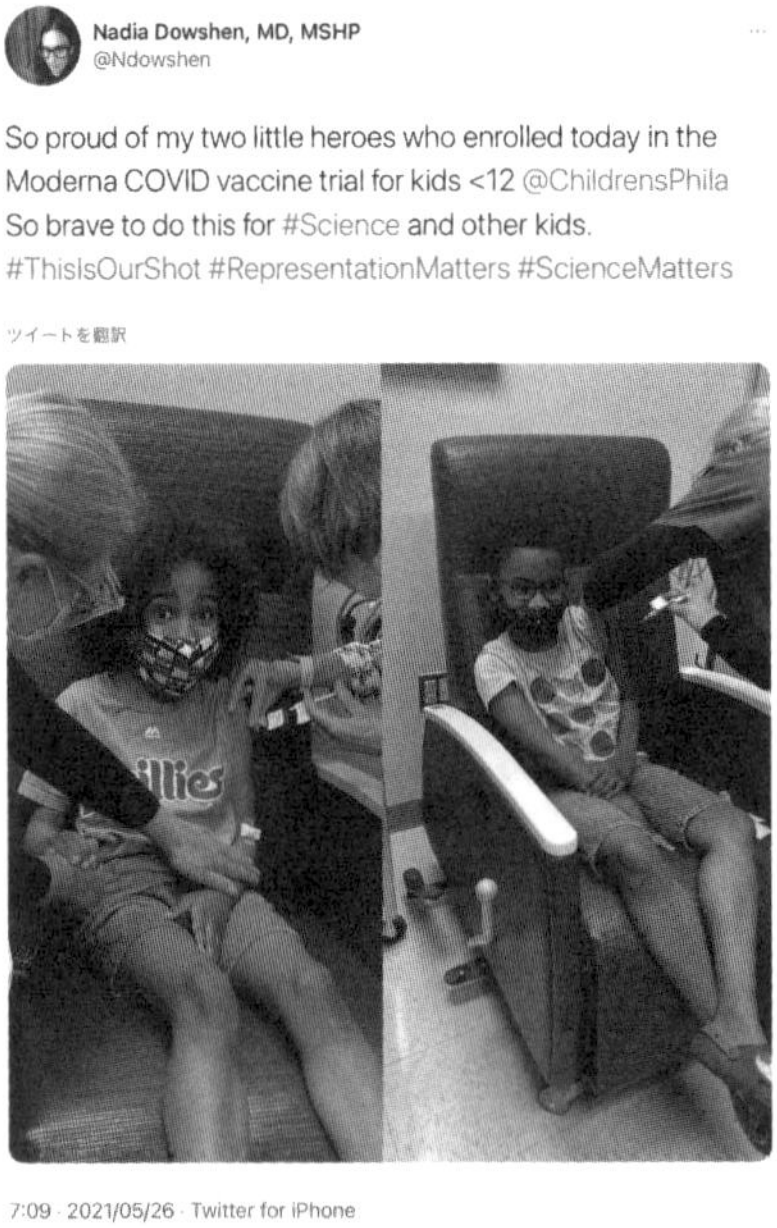
Nadia Dowshen, MD, MSHP
@Ndowshen

So proud of my two little heroes who enrolled today in the Moderna COVID vaccine trial for kids <12 @ChildrensPhila So brave to do this for #Science and other kids. #ThisIsOurShot #RepresentationMatters #ScienceMatters

ツイートを翻訳

7:09 · 2021/05/26 · Twitter for iPhone

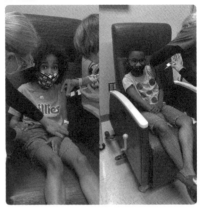

（13－4）

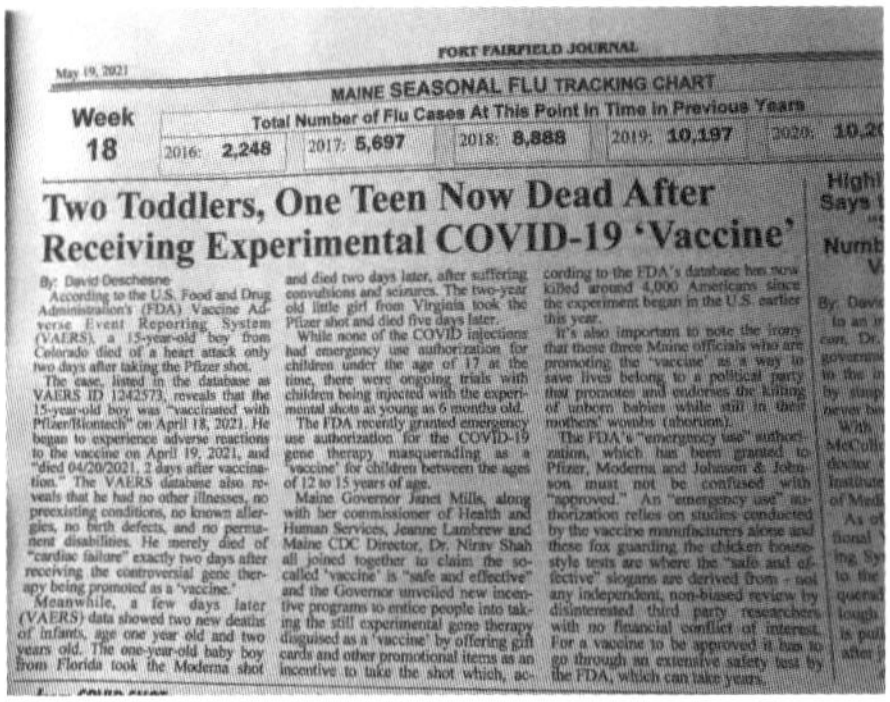
FORT FAIRFIELD JOURNAL

May 19, 2021

MAINE SEASONAL FLU TRACKING CHART

Week 18	Total Number of Flu Cases At This Point In Time In Previous Years			
2016: 2,248	2017: 5,697	2018: 8,888	2019: 10,197	2020: 10,2

Two Toddlers, One Teen Now Dead After Receiving Experimental COVID-19 'Vaccine'

By: David Deschesne

According to the U.S. Food and Drug Administration's (FDA) Vaccine Adverse Event Reporting System (VAERS), a 15-year-old boy from Colorado died of a heart attack only two days after taking the Pfizer shot.

The case, listed in the database as VAERS ID 1242573, reveals that the 15-year-old boy was "vaccinated with Pfizer/Biontech" on April 18, 2021. He began to experience adverse reactions to the vaccine on April 19, 2021, and "died 04/20/2021, 2 days after vaccination." The VAERS database also reveals that he had no other illnesses, no preexisting conditions, no known allergies, no birth defects, and no permanent disabilities. He merely died of "cardiac failure" exactly two days after receiving the controversial gene therapy being promoted as a 'vaccine.'

Meanwhile, a few days later (VAERS) data showed two new deaths of infants, age one year old and two years old. The one-year-old baby boy from Florida took the Moderna shot and died two days later, after suffering convulsions and seizures. The two-year old little girl from Virginia took the Pfizer shot and died five days later.

While none of the COVID injections had emergency use authorization for children under the age of 17 at the time, there were ongoing trials with children being injected with the experimental shots as young as 6 months old.

The FDA recently granted emergency use authorization for the COVID-19 gene therapy masquerading as a 'vaccine' for children between the ages of 12 to 15 years of age.

Maine Governor Janet Mills, along with her commissioner of Health and Human Services, Jeanne Lambrew and Maine CDC Director, Dr. Nirav Shah all joined together to claim the so-called 'vaccine' is "safe and effective" and the Governor unveiled new incentive programs to entice people into taking the still experimental gene therapy disguised as a 'vaccine' by offering gift cards and other promotional items as an incentive to take the shot which, according to the FDA's database has now killed around 4,000 Americans since the experiment began in the U.S. earlier this year.

It's also important to note the irony that those three Maine officials who are promoting the 'vaccine' as a way to save lives belong to a political party that promotes and endorses the killing of unborn babies while still in their mothers' wombs (abortion).

The FDA's "emergency use" authorization, which has been granted to Pfizer, Moderna and Johnson & Johnson must not be confused with "approved." An "emergency use" authorization relies on studies conducted by the vaccine manufacturers alone and these fox guarding the chicken house-style tests are where the "safe and effective" slogans are derived from - not any independent, non-biased review by disinterested third party researchers with no financial conflict of interest. For a vaccine to be approved it has to go through an extensive safety test by the FDA, which can take years.

（13－5）

「コロラド州の15歳の少年、死亡。ファイザー製ワクチン接種から2日後。フロリダ州の1歳男児。モデルナワクチン接種し、けいれん発作。2日後に死亡。バージニア州の2歳女児。ファイザーワクチン接種から5日後に死亡」

Chapter 14

コロナ離婚

2021/06/01

https://www.lifesitenews.com/mobile/news/vaccine-researcher-admits-big-mistake-says-spike-protein-is-dangerous-toxin?_twitter_impression=true

コロナワクチン開発者 Byram Bridle 氏の後悔

「要するに、結論を言えば、**我々は大きな失敗をしたんです。**今までそれに気付きませんでした。スパイクタンパクはすばらしい標的抗原だと考えていたんです。でも、**我々は知りませんでした。スパイクタンパクそれ自身が毒物であることを。また、スパイクタンパクそれ自身が病原性タンパクである**

In short, the conclusion is, we made a big mistake. We didn't realize it until now. We thought the spike protein was a great targeted antigen. We never knew the spike protein itself was a toxin and was a pathogenic protein. So by vaccinating people we are inadvertently inoculating them with a toxin. [For] some people this gets into circulation and when that happens, in some people that can cause damage especially in the cardiovascular system and I have many other, I don't have time, but many other legitimate questions about the long-term safety there for this vaccine. For example, with that accumulating in the ovaries, one of my questions is, will we be rendering young people infertile? Some of them infertile. So I'll stop there. I know it's heavy-hitting.

— Dr. Byram Bridle, Professor on Viral Immunology at the University of Guelph, On Point with Alex Pierson, Published May 27th 2021

（14－1）

ことを。つまり、**人々にワクチンを接種するということは、毒物を接種していることに他なりません。**

この毒物が循環器系をめぐり、心血管系にダメージを与えます。それに、このワクチンの長期的な安全性については、多くの疑問があります。たとえ**ばこの毒物が卵巣に蓄積すると、若年者では不妊になるのではないか？**　まあ疑問はこの辺にしておきます。ヤバすぎる話だと思いますので」（14－1）

モデルナで勤務するエンジニアの内部リーク

「私はモデルナ社で生産技術者として働いています。この新しいワクチンが

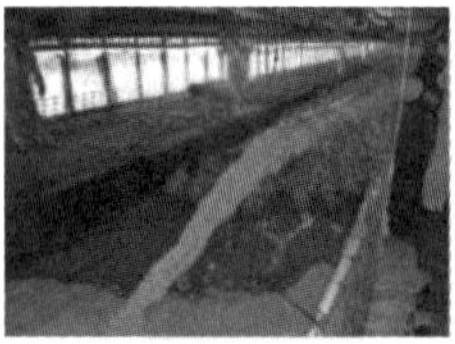

Anonymous (ID: C/Vic4Sa) 12/09/20(Wed)11:22:55 No.295621351
>>295621805 >>295622149 >>295622168 >>295622241 >>295622293 >>295622302 >>295622410 >>295622483 >>295622603 >>295622774 >>295623062 >>295623469 >>295623736 >>295623741 >>295623779 >>295624089 >>295624289 >>295624304 >>295624495 >>295625215 >>295625376 >>295627306 >>295627673 >>295627827 >>295628182 >>295628849 >>295629650 >>295629933 >>295630160 >>295630241 >>295630390 >>295630940 >>295630981 >>295631051 >>295631178 >>295631283 >>295631296 >>295631786 >>295632341 >>295632357 >>295632419 >>295632739 >>295632768 >>295632904 >>295633435 >>295633483 >>295633848 >>295633868 >>295633918 >>295634022 >>295634536 >>295634636

I'm an industrial engineer at Moderna and the other one of us is a process development engineer. I'm sure the same thing is happening with Pfizer-BioNTech. It was hard to put things together based on the small quantities of additions happening in manual step (highly unorthodox for a continuous process production). The explanation we got was highly sensitive trade secret adjuvants being added. Digging in deeper showed how sensitive it actually was.

Most people's understanding of this novel vaccine type is that it works as follows:
1. Make mRNA coding for S protein
2. Make lipid nanoparticle delivery system
3. Profit

How it actually works from what we've uncovered:
1. Make mRNA coding for S protein
2. Make mRNA coding for mutant versions of CYP19A1 and CDKN1B in smaller amounts
3. Make sure that while delivery system for (1) mostly ends up in liver, most of (2) ends up in the gonads
4. Make sure form and quantity of additive upregulating LINE-1 reverse transcription activity makes it hard to detect among legit adjuvants
5. Effects from (2) integrated by (4) are recessive; mildly oncogenic effects in vaccine recipients unlikely to be noticed for many years
6. (5) recessive but since most of population vaccinated, in next generation female offspring have premature ovarian failure

(6) coincides with poor people being obsoleted by AI and robotics, so we didn't have to dig for motivation.
We've taken precautions but fear for our safety. So far I don't think we've raised suspicion, but can't be sure. Not sure what to do. Avoiding taking the vaccine makes us prime suspects for this leak.

Anonymous ID:HtQKTGXs Wed 09 Dec 2020 05:49:28 No.295623674 Report
Quoted By: >>295624177 >>295631915

>>295622483
LINE-1 contains coding for human reverse transcriptase. It's been implicated in integrating non-retroviral viral RNA into mammalian genomes, such as by ancient Bornavirus. If OP is a larp he's a good one. If not... I don't want to think about that possibility

（14－2）

どのように効果を発揮するのか、多くの人の理解は以下のようなものでしょう。
（1）スパイクタンパクをコードするmRNAを作る。
（2）脂質ナノ粒子を運搬するシステムを作る。
（3）ありがたい効果出現。
しかし我々が発見した実際のメカニズ

ムは、以下の通りです。
（1）スパイクタンパクをコードするmRNAを作る。
（2）CYP19A1とCDKN1Bの変異株をコードするmRNAを少量作る。
（3）（1）のmRNAは肝臓に届くように、（2）のmRNAは**性腺に届くようにする。**
（4）LINE-1逆転写活性をアップレギュレートする添加剤の形と量をアジュバントに紛れ込ませ、**意図的に検出困難にする。**
（5）（2）と（4）の作用は劣性である。つまり、**ワクチン接種者に起こる軽度の発癌作用は何年もの間気付かれない**ことになる。
（6）（5）の作用は劣性であるが、人口のほとんどがワクチンを接種するため、**次世代の女性の子孫は早発性卵巣不全となる。**
（6）が問題化するのは、社会はAIやロボットが支配し貧乏人が駆逐される時期と重なるので、動機は探る必要もない」（**14－2**）
モデルナ社は、つまり、ビル・ゲイツは、人口の大半がコロナワクチンを打ち、その次の世代が生まれる頃には、社会はAIやロボットが支配していると考えている。**AIやロボットを運用する側のごく一部の超エリートと、大多数の貧乏人と。**労働力の大半はAIやロボットが担うから、人間は不要になっている。ワクチン接種者に癌が多発したり女性の早発性卵巣不全が多発することになるが、そのときになって声を上げても、もう遅い。貧乏人の声は、エリート層には届かない。

今日来院された患者（50代女性）がこんなことを言っていた。

「夫は医療者で、4月21日にコロナワクチンを打ったんですね。その翌日、寝室で夫と一緒に寝た後、**のどが痛くなりました。**さらに、胸がつっかえるような違和感も出てきて。

ある日一緒に食事をしていて、急に胸に不快感がこみあげました。トイレに駆けつけて、**嘔吐しました。**そのまま20分くらい吐き続けました。

それ以来、夫と食事をとるのが何となく怖くなりました。職場に持っていく夫の弁当は私が作りますけど、同じ空間で食事するのに抵抗を感じてしまって。さらに、寝室を別にして、一緒に寝るのをやめました。すると、夫のほうから、『もう別れようか』って。そう、**コロナ離婚**です（笑）。

いいえ、実際にはまだ別れていませんが、私たち夫婦、本当にそれぐらいの危機的な状況なんです。

コロナワクチンを接種した人が子犬をなでると、その子犬がいきなり嘔吐した、という話を友人から聞きました。『その犬、私と同じだな』と思いました。接種者の近くにいると吐き気を感じる人は、きっと多いと思います。

友人が小さなクリニックに勤めているのですが、そこのクリニックの職員は、その友人以外全員打ちました。そこで勤務していると、彼女、**膀胱炎《ぼうこう》になりました。**

こんな具合に、接種者のそばにいたせいで妙な症状が起こったというエピソードはいくらでもあります」

もちろん、因果関係の証明はない。ただ、こういう話を多くの人とシェアすることで、「ああ、それ私も！」という人が出てくれれば、次第に傾向が明らかになっていくだろう。

コロナワクチンの接種者は、いわば、**自分の体がスパイクタンパクの生産工場になる。**つまり、スパイクタンパクを周囲にまき散らす病原体スプレッダーとなる。

どうすればいいのか。

この対策法として、以前松の葉を紹介した。松の葉に含まれる物質（シキミ酸）にはスパイクタンパクの拡散を防ぐ作用がある。しかし、**シキミ酸は妊婦や授乳婦にはあまり好ましくない。**

では、妊婦や授乳婦が、ワクチン接種者から我が身を守るにはどうすればいいいか。以下のような研究がある。（14―3）

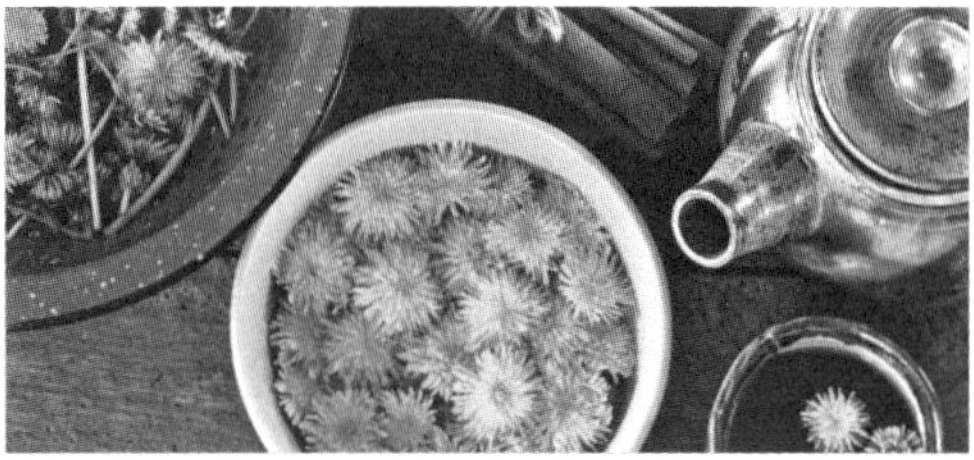

The Dandelion has a new role in the world of natural cures

A Science Direct study released 1/11/21 states:

"We found effective inhibition of protein-protein interaction between the human virus cell entry receptor ACE2 and SARS-CoV-2 spike, including five relevant mutations, by water-based common dandelion (*Taraxacum officinale*) extracts."

According to the above study, this means Dandelion Tea is effective in efficiently preventing infection of the lung cells using SARS-CoV-2. And this also means that Dandelion Tea, which is void of Shikimic acid, is SAFE for pregnant and breastfeeding moms for Covid and its variants!

（14－3）

「ACE2受容体とスパイクタンパクの間でタンパク質―タンパク質の相互作用があるわけですが、その相互作用を効果的に抑制する方法を見つけました。それは、タンポポ熱水抽出物です」

　この研究によると、タンポポ茶はコロナウイルスの肺細胞への感染を効果的に抑制することが確認された。タンポポ茶には、松の葉抽出物に含まれていたシキミ酸は含まれていない。つまり、**タンポポ茶は妊婦や授乳婦も安心して飲める**防衛策ということだ。

夫婦がお互いの気持ちを理解しあって、松の葉やタンポポ茶を摂取し、感染のないように努めれば、離婚の危機も乗り越えられると思います（笑）。

コロナワクチンは大量殺戮を目的とした生物兵器
5人の医師によるオンライン動画より

ダニー：こんにちは、ドクター・マディ。インタビューに応じてくださり、ありがとうございます。

マディ：ダニーさん、ありがとうございます。お会いできてうれしいです。

ダニー：私はコロナウイルスに関するすべての対策を支持しています。マスクは常に着用しているし、ソーシャルディスタンスを保ち、ロックダウンにも賛成しています。

今回のワクチンには巨額の資金が投入されており、多くの企業が競い合って、最も安全かつ効果的なワクチンの製造に乗り出しています。私はワクチンを打つことで通常の生活に戻れると考えていますが、これについてどう思いますか?

マディ:人々は立ち止まり、しっかりと考えるべきだと思います。今回のワクチンはこれまでのワクチンや薬とまったく異なり、急いで事を進めています。安全性を確認する治験や動物実験などを省いているのです。今回のワクチンは安全性が証明されていないと知っておくべきです。

私や同僚は、なぜ動物実験をしないのか疑問に思っています。過去20年間、今回のような新種のワクチン製造は、動物実験に失敗しているのです。たとえば過去の動物実験においては、修飾メッセンジャーRNAや修飾DNAワクチンを使いました。はじめは、動物の免疫システムに対して、うまく作用したように見えました。

血液検査による抗体値が上がり、T細胞反応も改善しました。

ところが、チャレンジテストと呼ばれる実験、非倫理的な実験のため、動物にしか行いませんが、動物にウイルスや細菌を直接投与する実験を行うと、血液検体はよく見えても、様々な問題が出てきました。動物は実験で毎回、サイトカイン反応や炎症反応を起こしたのです。つまり、ウイルスや細菌にさらされることで、反応を悪化させていたのです。症状は悪化し、肺炎や肝疾患の増加、そして死亡率も上がりました。

こんな状況が過去の動物実験でほぼ毎回起こっていたので、今回のワクチンでも同じことが起こるのではないかと予想できますね。それをまさに私たちに試そうとしているのですよ。今回のワクチンを皆が接種して、はじめは誰にも問題がなかったとしても、もし風邪やインフルエンザにかかったらどうでしょう？　あるいはCD20（ヒト／マウスキメラ抗体）やそれに似たものでも何でもいいのですが……

私も同僚も危惧しています。死亡率や疾病率が上がり、様々な問題が出てくるだろうと。

たとえそうなったとしてもワクチンのせいにできないのです。なぜなら、ワクチン製造者が賠償責任を免除されているからです。

彼らはこう言い訳するでしょう。「それは新しいウイルスの特性だ」って。

今回のワクチンは要注意です。過去のデータを見ただけでもとても安全とは言えません。

それに、このワクチンは、これまでまったくヒトに試したことがなく、今回が初めてなのです。DNAやRNA、ゲノムや遺伝子に手を加えています。私たちが人間であるのは、ゲノムがあるからです。ゲノムは生命の設計図です。成長も生殖も進化も治癒もすべてゲノムという設計図があってこそなんです。

どんな形であれ、ゲノム操作は、わずかなミスでも悲惨な結果を招く恐れがあります。たとえば、癌、突然変異形成、突然変異遺伝子、自己免疫疾患などです。これらは後から表れる影響です。まったく未知のものです。

ワクチンに関する研究は、きちんと行われていないし、とても急いでいます。ワクチン開発には長期研究も重要です。２０２１年10月までの完成を可能とする研究はひとつとしてありません。ワクチン接種が始まると、私たちは事実上、壮大な人体実験に組み込まれるわけです。想像を絶するような話ですよね。

第二次世界大戦後に作られたニュルンベルク倫理綱領では、人体実験が被験者の同意なしにできないことが定められています。それにもかかわらず、私たちは人体実験の最中にいます。このことを理解すべきです。

ダニー：たとえ２０２１年の10月だとしても、かなり急いでいますよね。ワクチンの安全性が確認されるには、通常どれくらいの期間がかかるのですか？

マディ：信頼性の高い研究は10年から15年と言われています。今は５年と言われていますよね。5年でも早すぎると思いますが、それを大目に見るとしても、今回は5年どころか1年足らずと言っているのです。

ダニー：おそらく、はじめは軍人を研究材料にして、人体実験を続けるのでしょうが、誰がこのワクチンを最初に打つのでしょうか？　また、海外渡航に義務付けられていくのでしょうか？

マディ：今は壮大な人体実験の最中にいるわけで、何が起こるかはわかりません。私が警告したいのは、この種のワクチンはトランスフェクションという技術を使っていることです。これは生物の遺伝子組み換えに用いる技術を利用しています。遺伝子組み換えの果物や野菜は不稔性《ふねんせい》です。つまり自分で種を作りません。それが人間にも起こる可能性があるのです。

　また、そのような野菜は健康的とは言えません。なぜなら、普通に育った有機果物や野菜が持つ、身体に良い栄養成分が含まれていないからです。遺伝子組み換え動物を見ると、命が非常に短いことがわかります。
ですから、これはある意味、私たちの遺伝子組み換えを行っているとも言えます。植物や動物と同じことが、人間にも当てはめられる可能性があるのです。
私たちは立ち止まって真剣に受け止めなくてはなりません。この種のワクチンは短期間で製造可能だとして、それを口実に生産が進められていますね。そうして大量生産し、広く流通させるのです。

ダニー：それにCOVID-19自体を非常に危険だと決めつけていますよね。これについてはどう思われますか？　少し前に友人が言っていました。COVID-19は通常のインフルエンザよりも10倍の致死率だと。しかし、私はそう思いませんし、公式な数字にも表れていませんよね。

マディ：言われているような致死率を示しているデータはどこにもありませ

ん。ＣＤＣ（疾病対策センター）やＷＨＯ（世界保健機関）などすべての関係組織が致命的でないと認めているのです。Ｈ１Ｎ１インフルエンザと同じですよ。あのとき、世界中で経済封鎖をしなかったですよね？

それに広範囲でデータが操作されています。誤った数字が非常に多い。これだけ多いと意図的だと思わざるを得ません。故意に数字を増やしているということです。たとえばフロリダ州を見ただけでも、３００以上のラボで、陽性率１００％の検査結果が出ているのです。偶然ではありません。どれも個別のラボですよ。後の調査で、実際の陽性率は10％以下であることが判明しました。

何かが起こっているのです。米国だけではありません。他の国々でもです。一体どうなっているのでしょうか？　世界中で同じことが起こっているんです。何か想像よりも大きいことが起こっているのです。

データの操作だけではありません。よく見ると、お金のある人が金儲《かねもう》けのために投資をしていることがわかりますよね。このワクチンの推進派は当然、これで儲けようとしている人たちです。

さらに理解すべきは、この種のワクチンに関して問題が生じても、訴える場所がどこにもないということです。ワクチン製造者には法的責任が免除されているのです。もしあなたが死んでも、誰かが死んでも、あるいは長期にわたり副作用や病気に苦しんだとしても、どうすることもできません。投資した人は儲かるのに。私たちは苦しむのです。これが公平と言えるでしょうか？　正しいと言えるでしょうか？

こう考えてみてください。自分には作りたい物を作る自由があると。研究開発も特にする必要がなく、安全検査もしなくても良い。ただ製品を売るだけで大儲けでき、何の責任も負わなくていい。

想像してみてください。そんな車、買わないですよね。そんなことを自分の身体にしますか？　私たちの身体は物よりもずっと尊いはずです。

ダニー：ドクター・カウフマンがあなたをインタビューしている動画を拝見

しました。一体、ルシフェラーゼとは何でしょうか？ そして、ビル・ゲイツが取得した、興味深い番号が付いたパテントとはどんなものでしょうか？

マディ：そのことに一番腹を立てています。ワクチンそのものというよりは、それに関連したテクノロジーに対してです。今回のワクチンについては、世界中の人にワクチンを打とうとする強力な意図が働いています。ビル・ゲイツはこう言っていますね。最低でも70億人が摂取すべきだと。これは世界の総人口に匹敵します。ワクチンなしでは日常に戻れないということですね。

彼は医師も医療システムも信じないうえに、一般の人々のことも信じていないので、ワクチンの接種を証明させようとします。そして、私たちをブランド化し、ＩＤをつけるために、見えないタトゥーのようなものを皮下に入れようとしています。それはスマホや専用デバイスで読み取ることができ、それぞれが個別のＩＤを与えられるんです。

私に言わせると、ブランド化された牛と同じです。このＩＤにはワクチン接種記録、診療記録、病歴、その他の情報などが保管されます。ここには身体が拒絶反応を起こさない物質を使用しています。ハイドロゲルとナノテクノロジーです。この技術はＤＡＲＰＡによる発明です。ＤＡＲＰＡとは米国防総省傘下の国防高等研究計画局のことです。

ハイドロゲルは身体が拒絶反応を起こさない上、様々な機能があります。ＤＡＲＰＡはこの特許を取得しています。これで儲けられますからね。そして、ＩＤに使われるルシフェラーゼは、光を放つ酵素の一種です。その名称がルシフェラーゼです。非常に嫌な響きですね。この名前は好きではありません。このルシフェラーゼが私たちそれぞれのブランド、そしてＩＤとなるのです。

２０２０年3月26日には、この国際特許が取得されました。誰が取得したと思いますか？　マイクロソフト社のビル・ゲイツです。同じ名前が何度も出てきますすね。彼はワクチンだけでなく、ルシフェラーゼでも金儲けができるのです。特許番号は０６０６０６です。これは世界で通用するものなのです。

この番号はハイドロゲルやルシフェラーゼといったナノテクノロジーとつながります。私たちはクラウド、つまり5Gに接続されます。スマホを介してクラウドに行き、様々なデータが集められますが、実際には生体認証のためのデータが集められるのです。その番号やデータは仮想通貨と紐付《ひもづ》けられます。ですから、私たちの身体は事実上、商品とみなされるわけです。現金もなくなり、クレジットカードも使えなくなるのです。

これがどれほど危険なことかわかりますよね。どこからでも侵入される恐れがあるのです。電話にもコンピューターにも、どんな電子機器にも侵入できるわけです。絶対に侵入されないとは現時点で言えないと思いますね。

もし自分のしたことが行政の気に入らない場合はどうなるでしょう？　たとえば何かに反対するとか。そうするとトラブルメーカーと認識され、仮想通貨からお金を取られるかもしれません。

ダニー：あまりにも現実離れしていますが、この特許、つまり060606という番号が付いたテクノロジーは、実際に存在するので、陰謀説でも何でもないということですね？

マディ：それだけではありません。アフリカではすでに、大人にも子供にも、このテクノロジーの実験を始めています。マスターカードとゲイツ財団が関わっているのです。ワクチンのところでお話ししたように、生体認証用データやIDを使っています。ですから、空想ではなく、すでにアフリカで実施されているのです。

ダニー：ところで、HR6666法案（コロナ監視・強制検査法案）をご存じですよね？

仮にですよ、1995年のハリウッドで、我々は映画の脚本について話し合っているとします。未来についてのSF映画を撮影することにしました。

舞台は暗黒郷《ディストピア》で、常に統制下におかれています。その世界に666のID番号が付いたルシフェラーゼと呼ばれるものが導入され、人々はクラウドに接続されます。さらに、数字の6を4つも使った規則強化の法案（HR6666監視法案）が作られます……

こんなストーリーがあったとしたら、非常に変ですよね。何が起こっているのですか？

マディ：私がもしその脚本を読んだとしたら、この話はクレイジーで、誰も買わないと言いますね。何よりそんな脚本は、はじめから考えないと思いますね。もう少し曖昧にするとか、もう少し信用できるような内容にします。だけど、彼らはそういったことを公然とやっているのです。

私は神の子です。キリストの存在を信じていますし、神を信じています。そして実際に悪魔崇拝者の存在も知っています。そういう人たちは666を信じています。シンボリズムですね。まずはチラつからせるんです。邪悪な計画を実行する前に。

物理的な領域以外のことも起こっていると思っています。スピリチュアルなことも示唆していると私は思います。あたりを見回すと、シンボリズムがあちこちにありますよ。

そう思いながら見ると、こんな番号が偶然に使われると思いますか？　私はただの偶然とはとても思えません。なぜ世界中で起こっているのでしょうか？

一国だけでの不正ではないんです。世界中で起こっているのです。それにどこにでも同じ名前が見られます。ゲイツ財団、ビル・ゲイツ……常にです！　彼が私たちを食い物にしているのです。アフリカやインドで、ゲイツは50万人もの子供たちの神経を麻痺させたり彼らを死亡させたりしているのです。インフォームドコンセントなしに事を進め、嘘をついたのです。それでも何も問われませんでした。今回、自分たちにはそんなことはしないだろうと、どうして思えるのでしょうか？

彼は人口削減推進派でもあり、優生学を信じています。彼の家系がそうです。人口が多すぎるからと、大衆を間引きしようとしているのです。皆さん、目を覚ましてください。この人は、私たち全員が地球上に住むのを反対しているのです。彼はこれを何度も、違う言い方で話してきました。これまでの記録からもわかります。彼は科学者や医師でもなく、疫学者でもないんです。なぜ彼に、ここまでの権力を与えるのですか？　彼がすべてを得て、私たちはすべてを失うんです。

ダニー：検査についてひとつお聞きするのを忘れていました。偽陽性についてです。ひとつ気になることがあります。陽性者推移のカーブがありますよね。それが4月か5月頃に下がり始めていました。そして死亡率がほぼゼロになり、ゼロの状態にとどまっていました。

仮に検査が有効で、陽性者数が非常に多いとします。この場合、陽性率は高いが、死亡率はとても低いことになります。つまりウイルスの危険性は日を追うごとに減っているのだから、いいことですよね？
あるいは、偽陽性なので実際の感染者数と異なるということであれば、それはそれで朗報だから、普段の生活に戻ろうという動きになりませんか？

マディ：常識的に考えると、その通りだと思います。現状では非常事態法を施行するような事態ではありません。しかし実質的には今も、非常事態のままですよね。なぜでしょう？　まったく非常事態でも何でもないのにですよ。複数の弁護士が訴訟に持ち込もうとしていますね。それは本来、非常事態宣言を発令すべきではないからです。
そして、ＰＣＲ検査についてですが、診断目的で作られたのではありません。ＰＣＲ検査では極小のＤＮＡの断片を取り出し、増幅します。実際に数を増やすのです。そうすることで分析し、観察できるようになるのです。しかし実際に見ているのは、極小の断片です。つまりその断片は様々なところから来た可能性があり、風邪かもしれないし、インフルエンザかもしれないわけです。

そして実際にわかったのは、ヒトの８番染色体の場合もあることです。つまり増幅し続けると、被験者全員が陽性になるのです。また、それぞれのラボで異なる増幅サイクルを採用しており、決まった基準というものがないのです。信じられません。

専門的なことは、科学者でないと理解するのが難しいのですが、ＰＣＲ検査は目的次第で、理屈では誰もが陽性になり得ると言えます。陽性者は感染者ではありません。見ているのは極小の断片だからです。これは由々しき問題で、非常に多くの医師や科学者が声を上げていますが、検閲されるか弾圧されていますね。今、行われているのは、正しい科学でもなければ、適切な医療でもありません。

ダニー：先日のイーロン・マスク氏の発言をご存じですか？

マディ：いいえ。何を言っていたのですか？

ダニー：マスク氏については読めない部分がありますね。トランスヒューマニストな一面もある一方で、筋の通ったことを言ったりもしますね。彼はこう言っていました。これは過剰反応だ、つまりCOVID-19自体が騒ぎすぎだと。また経済封鎖や自主隔離の理由はないとも言いました。

さらに、インタビューアーがワクチンについて聞くと、彼は「接種しない」と答えました。インタビューアーは驚いていました。話がそっちの方向に行くとは思わなかったのです。彼は「自分は打たないし、家族にも打たせない」と言ったのです。

「なぜ？」と聞かれると、こう答えました。「そこまで危ないと思わないし、子供にとっても危険ではないから」と。ある意味ポジティブですよね。

マディ：彼には惑わされますね。同感です。そんなことを言ったかと思えば、トランスヒューマニズムを推進し、人間がサイボーグと合体し、ＡＩとひとつになるべきだとも言っています。ひょっとしたら金銭的な理由もあるかもしれませんね。なぜなら彼の工場経営は赤字だと言われていますし、現状はフル稼働していないからです。

また、他方では、彼自身ワクチン産業に乗り出したとも聞いたことがあります。矛盾していますよね。彼のことはわかりません。

ダニー：最近、彼がギレーヌ・マクスウェルと横並びで撮影した写真を目にしたのですが、それだけでも十分受けつけないですね。

マディ：私も彼は信用しませんね。

ダニー：このインタビューはとても勉強になりましたし、価値ある情報をいただきました。１点、インタビューを終える前に確認したいことがあります。

米国非常時対策法（Emergency Preparedness Act）とは何ですか？

マディ：２０２０年の2月に成立した法律です。これによりワクチン製造者がすべての免責を得ることになりました。副作用などワクチンの弊害となる影響を恐れなくてもいいように、関係者が一日でも早くワクチンを製造できるようにしたのです。万一被害者や死亡者が出た場合、多額の金を失いますからね。製造者を守るために、その法律があると言えるでしょうね。

ダニー：１９８６年にロバート・ケネディ・ジュニアから聞いたのですが、そのときすでに、ワクチン製造者は免責だったと。となると、これは単なる強化ですか？

マディ：この法律は非常に強固なもので、製造者の守りを万全にしています。二重効用ですね。１９８６年の法律では、法廷制度の枠組み内で同意したんです。当時はワクチン被害が生じた場合、特別に裁判を起こすことができたのです。つまり特別裁判ではいくらかでも損害賠償を訴えることができました。しかし、この非常事態対策法はこの特別裁判をも削除してしまいました。

ダニー：最後に質問です。仮にあなたの友人や母親に「キャリー、あなたはワクチンを打つの？」と聞かれたら何と答えますか？

マディ：絶対に打たないです。ワクチンはすべて打ちません。現時点においては、まったく信用していませんから。安全対策が失われた今、私たちには牽制《けんせい》機能がありません。ですからワクチン接種はあり得ません。私は自分の身体と権利を何よりも尊重したいですから。

ダニー：第2波がもうすぐ来ます。陽性者が増えるたびに大騒ぎし、またロックダウンを実施しようとしています。最後にアドバイスはありますか？

インフルエンザのシーズンが来る前に準備すべきことは？

マディ：私なら通常のインフルエンザワクチンも拒否します。なぜなら安全未確認の材料がワクチンに入っているからです。過去にインフルエンザワクチンを定期的に接種していた人は、H1N1や豚インフルエンザ、COVID-19などのワクチンで悪影響が生じていて、未接種者よりもかえって体調が悪化したのです。

私はワクチンをまったく信じていません。実際の研究でも証明されていいます。これだけは強調したいです。独立したワクチン関連調査が世界の科学者や医師によってなされない限り、私は何も信じません。

ダニー：つまり、インフルエンザワクチンは元より、新種のワクチンにもまったく自信が持てないということですね？

マディ：まったくその通りです。

ダニー：ドクター・マディ、今日は貴重なお話をありがとうございました。またいつかお会いしたいですね。

マディ：ダニーさん、お招きくださりありがとうございました。

中村篤史　なかむら あつし
医師。現在神戸市中央区にて、内科・心療内科・精神科・オーソモレキュラー療法を行う「ナカムラクリニック」を開業。対症療法ではなく、根本的な原因に目を向けて症状の改善を目指す医療を実践している。
翻訳本：「オーソモレキュラー医学入門」論創社より

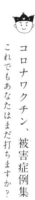

コロナワクチン、被害症例集
これでもあなたはまだ打ちますか？

第一刷　2021年7月31日
第四刷　2021年9月30日

著者　中村篤史

発行人　石井健資
発行所　株式会社ヒカルランド
〒162-0821 東京都新宿区津久戸町3-11 TH1ビル6F
電話 03-6265-0852 ファックス 03-6265-0853
http://www.hikaruland.co.jp info@hikaruland.co.jp

振替　00180-8-496587
本文・カバー・製本　中央精版印刷株式会社
DTP　株式会社キャップス
編集担当　TakeCO／Maria.H

ISBN978-4-86742-024-9

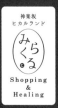

ヒカルランド　好評既刊!

地上の星☆ヒカルランド　銀河より届く愛と叡智の宅配便

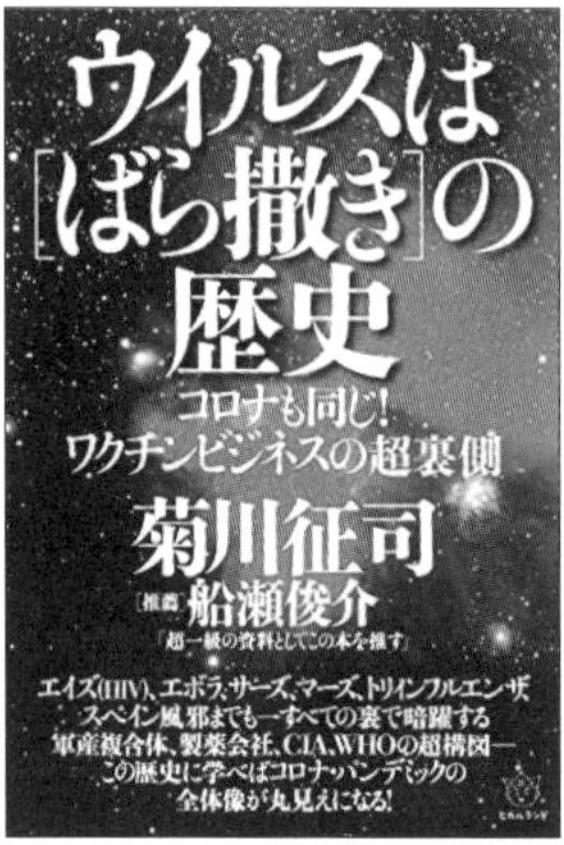

ウイルスは［ばら撒き］の歴史
著者：菊川征司
推薦：船瀬俊介
四六ソフト　本体2,000円+税

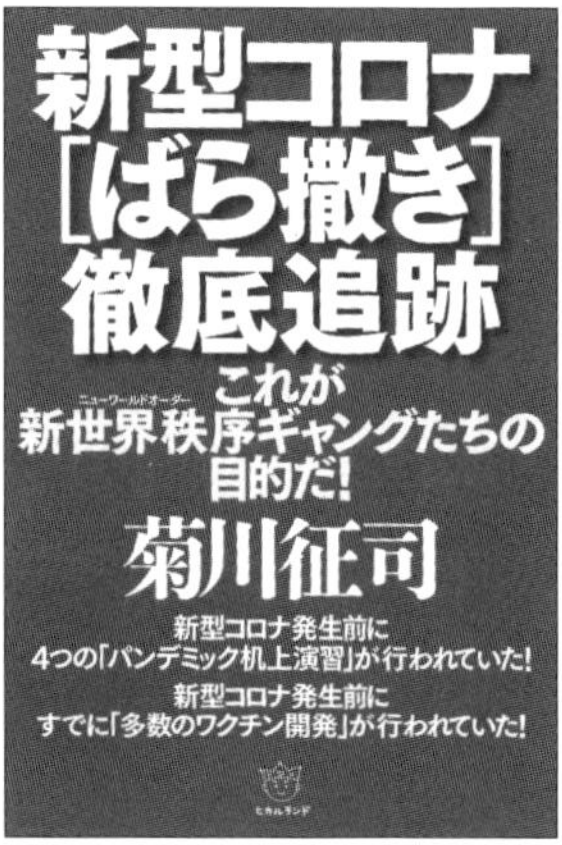

新型コロナ［ばら撒き］徹底追跡
著者：菊川征司
四六ソフト　本体1,800円+税

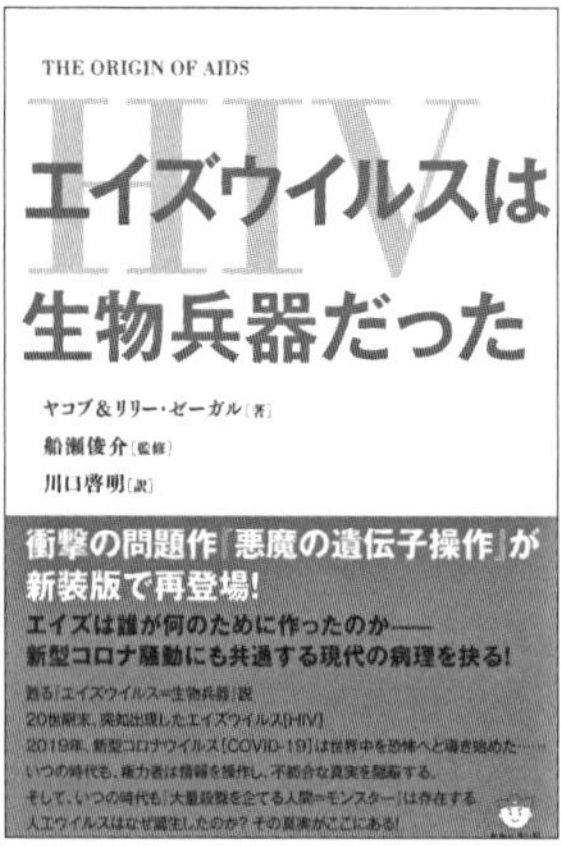

エイズウイルス（HIV）は生物兵器だった
著者：ヤコブ&リリー・ゼーガル
監修：船瀬俊介
訳者：川口啓明
四六ソフト　本体2,000円+税

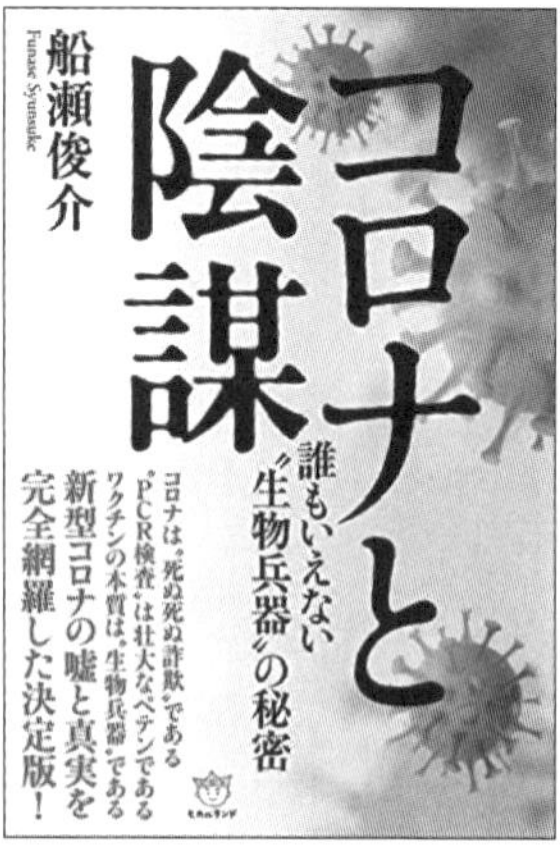

コロナと陰謀
著者：船瀬俊介
四六ソフト　本体2,500円+税

ヒカルランド　好評既刊！

地上の星☆ヒカルランド　銀河より届く愛と叡智の宅配便

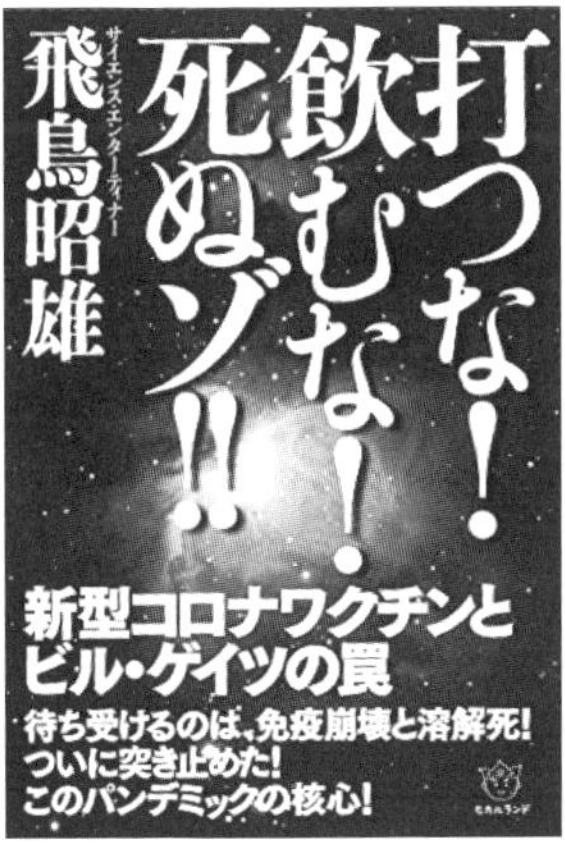

打つな！飲むな！死ぬゾ!!
著者：飛鳥昭雄
四六ソフト　本体1,800円+税

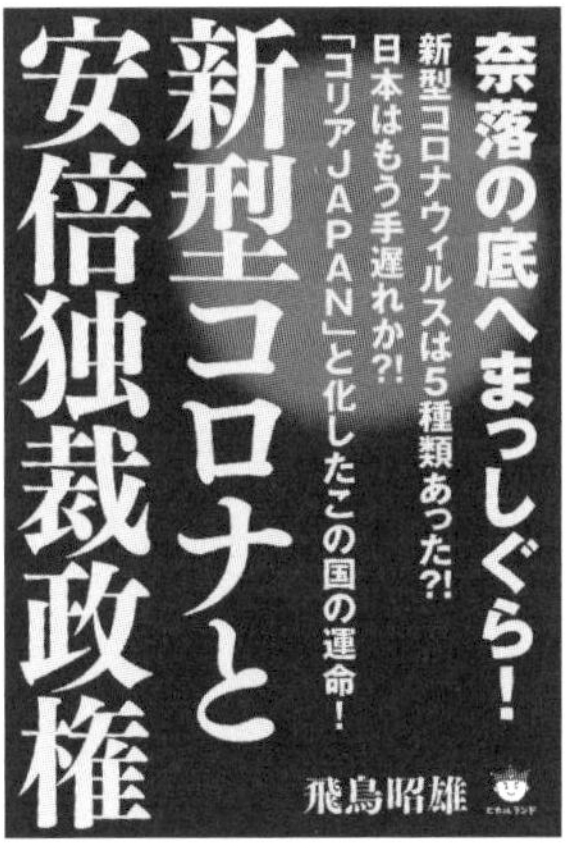

新型コロナと安倍独裁政権
著者：飛鳥昭雄
四六ソフト　本体2,000円+税

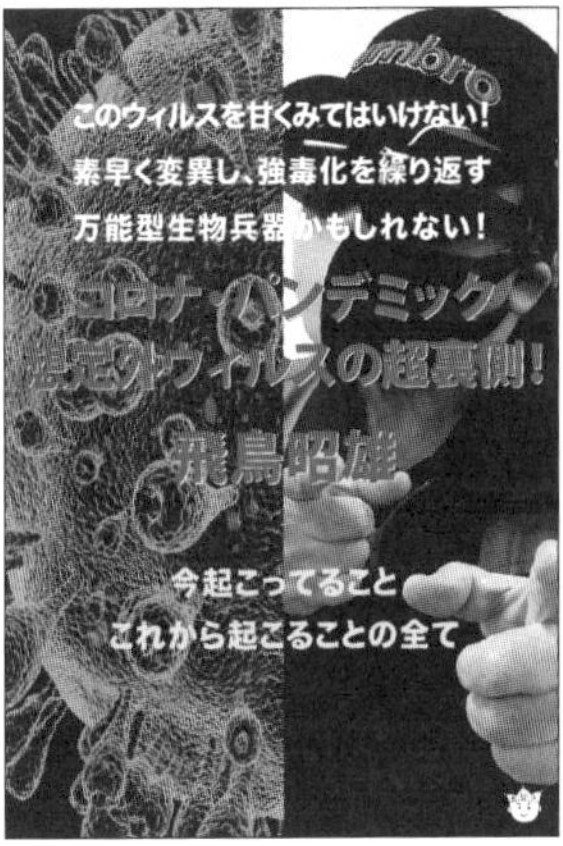

コロナ・パンデミック
想定外ウィルスの超裏側！
著者：飛鳥昭雄
DVD　本体3,300円+税

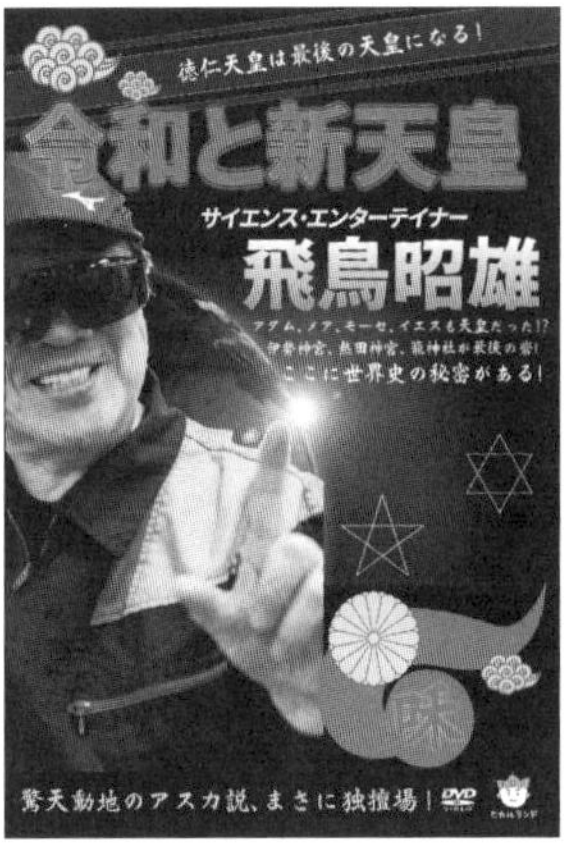

令和と新天皇
著者：飛鳥昭雄
DVD　本体10,000円+税

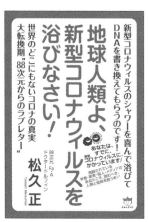

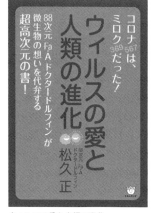

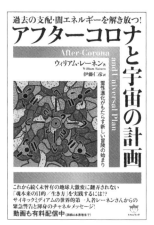

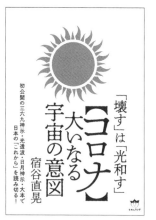

ヒカルランド　好評既刊！

地上の星☆ヒカルランド　銀河より届く愛と叡智の宅配便

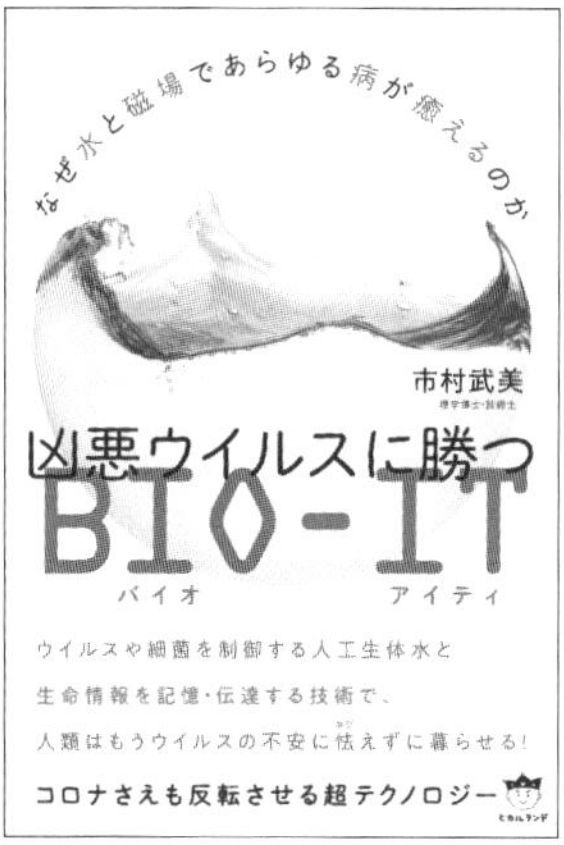

凶悪ウイルスに勝つBIO-IT
（バイオ　アイティ）
著者：市村武美
四六ソフト　本体2,000円+税

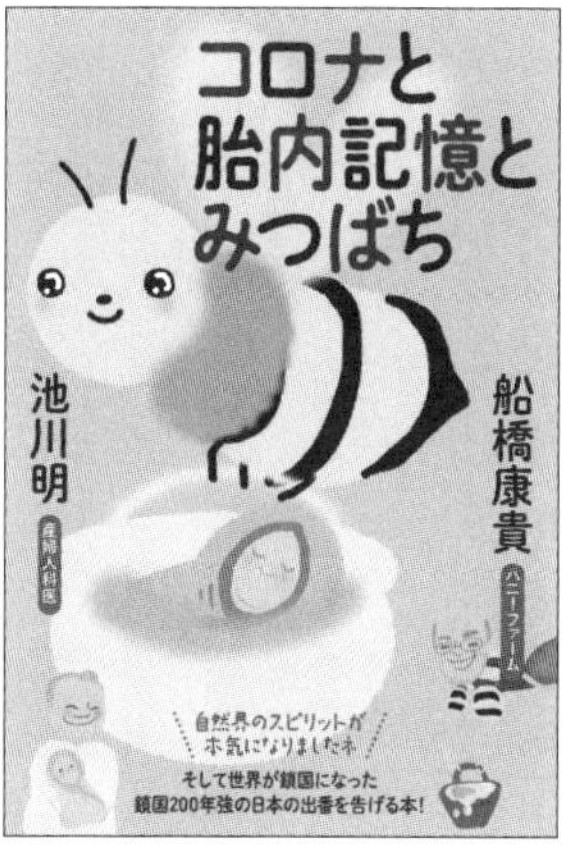

コロナと胎内記憶とみつばち
著者：船橋康貴／池川 明
四六ソフト　本体2,000円+税

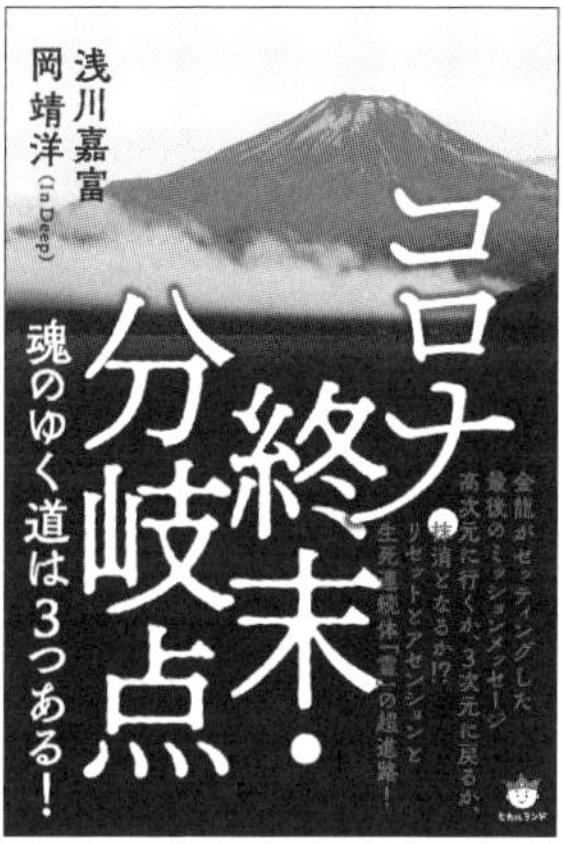

コロナ・終末・分岐点
魂のゆく道は３つある！
著者：浅川嘉富／岡 靖洋（In Deep）
四六ソフト　本体2,000円+税

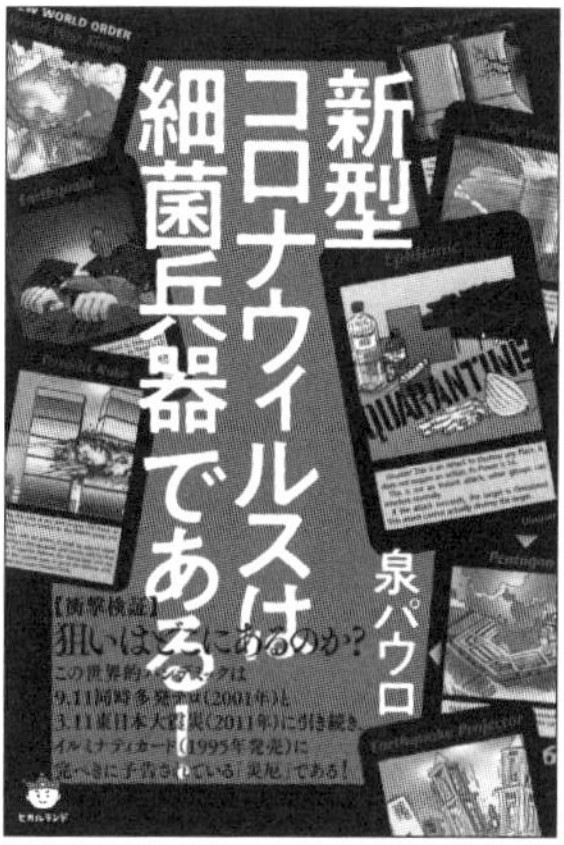

新型コロナウィルスは細菌兵器である！
著者：泉パウロ
四六ソフト　本体2,400円+税

ヒカルランド　好評既刊!

地上の星☆ヒカルランド　銀河より届く愛と叡智の宅配便

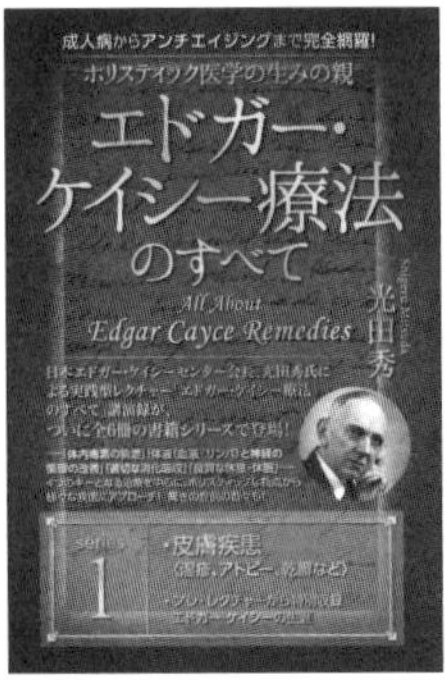

ホリスティック医学の生みの親
エドガー・ケイシー療法のすべて①
著者：光田 秀
四六ハード　本体2,000円+税

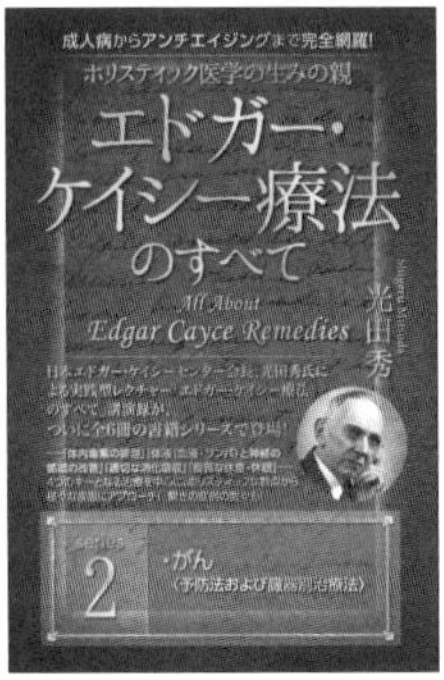

ホリスティック医学の生みの親
エドガー・ケイシー療法のすべて②
著者：光田 秀
四六ハード　本体2,000円+税

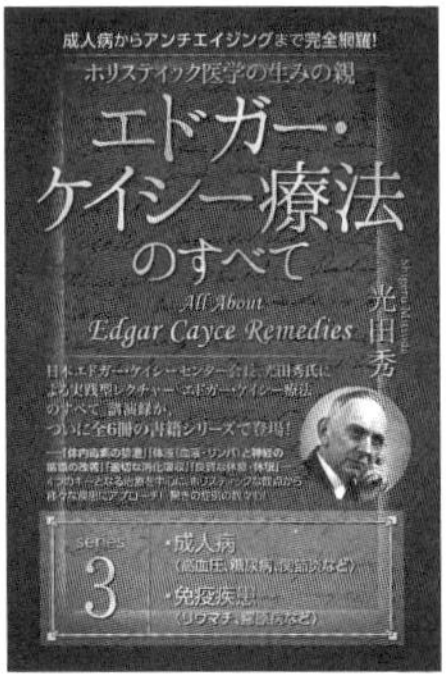

ホリスティック医学の生みの親
エドガー・ケイシー療法のすべて③
著者：光田 秀
四六ハード　本体2,000円+税

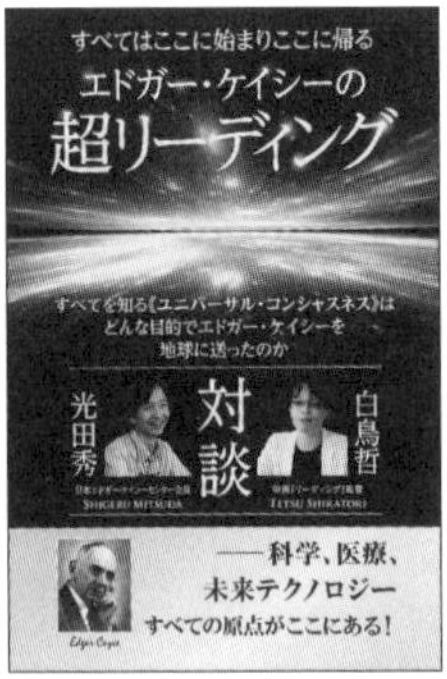

エドガー・ケイシーの超リーディング
著者：白鳥 哲／光田 秀
四六ハード　本体1,815円+税

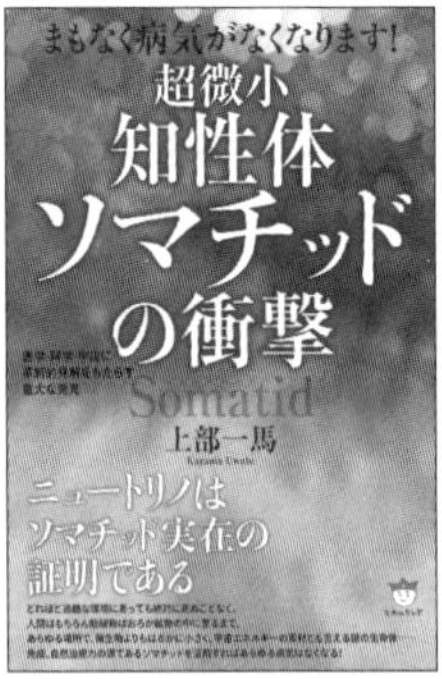

超微小《知性体》ソマチッドの衝撃
著者：上部一馬
四六ソフト　本体2,000円+税

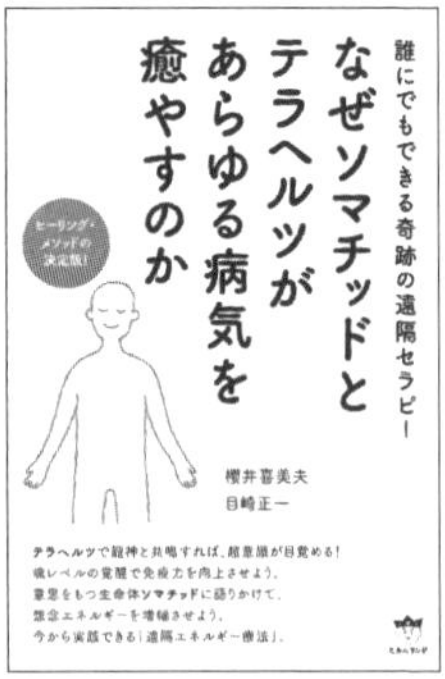

なぜソマチッドとテラヘルツが
あらゆる病気を癒やすのか
著者：櫻井喜美夫／目崎正一
四六ソフト　本体1,713円+税